Aus der Medizinischen Klinik und dem Institut für gerichtliche
Tierheilkunde der Tierärztlichen Hochschule zu Berlin.
Direktor: Prof. Dr. K. Neumann=Kleinpaul

Ueber den Blutdruck bei über 39 Grad Celsius fiebernden Pferden

Inaugural-Dissertation

zur

Erlangung der Würde eines

Doctor medicinae veterinariae

der

Tierärztlichen Hochschule

zu Berlin,

vorgelegt von

Martin Sonntag

appr. Tierarzt aus Oberschwöditz

Berlin 1932

Berlin, den 19. Dezember 1931.
Gedruckt mit Genehmigung der Tierärztlichen Hochschule
zu Berlin
Referent: Professor Dr. K. Neumann-Kleinpaul.

ISBN 978-3-662-31303-9   ISBN 978-3-662-31508-8 (eBook)
DOI 10.1007/978-3-662-31508-8

In der vorläufigen Mitteilung von *Rüscher* und *Sonntag*[46] wurden Beobachtungen mitgeteilt, deren Nachprüfung und Ergänzung Zweck dieser Arbeit ist. Der in dieser Mitteilung kurz gegebene Überblick über den Stand der Blutdruckforschung in der Tiermedizin, soweit er sich auf pathologische Verhältnisse bezieht, und die Technik ist in obiger Mitteilung bereits geschildert. Zum Abschluß unserer Untersuchungsergebnisse bringen wir einleitend das in dieser Mitteilung bereits Gesagte.

Seit langer Zeit hat man sich um die Erforschung des Blutdruckes beim Menschen bemüht[2-5, 9, 10, 14, 15, 22-24, 47, 49, 51]. Auf blutigem und unblutigem Wege suchte man den Blutdruck zu bestimmen. Jede Bearbeitung brachte neue Methoden. Entsprechend verfeinerten sich die Apparate, so daß man jetzt gute, selbstregistrierende Blutdruckapparate[16, 17] zur Verwendung hat. Bis in die neueste Zeit begnügte man sich mit der Feststellung der Höhe des Blutdruckes. Erst seit kurzem[13, 20, 28-30, 33, 34] ging man zu einer genauen, kritischen Betrachtung und Auswertung der Kurven über. So weist *Plesch* in seinen Arbeiten[37-41] darauf hin, daß es möglich sein müßte, aus den Kurven und Kurvenbildern (Hüllkurve) Schlüsse auf die Beschaffenheit der Blutgefäße und des Blutgefäßsystems zu ziehen. Manche eigenartigen Zackenbildungen glaubt er in Zusammenhang mit der Arteriosklerose bringen zu können. Ferner kann das Verhältnis des anakroten zum katakroten Abschnitt von diagnostischer Bedeutung sein. Schließlich ist die Form und Beschaffenheit der Hüllkurve — das ist die Fläche, die durch Verbindung der oberen Zacken einerseits und der unteren Zacken andererseits entsteht — nicht ohne Bedeutung. Neben *Plesch* haben *Gosmann*[16, 17] *von Recklinghausen*[42, 43] u. a.[1, 7-9, 25-27] die Größe, Form und Beschaffenheit der Oszillationen zur Deutung herangezogen. Erst

---

Wir verweisen auch auf die kürzlich (dies. Arch. **64**, 373—390) veröffentlichte Arbeit von *K. Neumann-Kleinpaul* und *W. Zieger:* „Über die diagnostische Verwertbarkeit des Tonoszillogramms für Kreislaufstörungen beim Pferde".

in der neueren Zeit hat die Blutdruckforschung auch in der Tierheilkunde eine größere Beachtung gefunden[6, 11, 12, 18, 19, 21, 31, 32, 35, 36]. Als günstigste Stelle zum Anlegen der Manschette hat man sich nach vielen Voruntersuchungen fast allgemein für die Messung an der Art. coccygea entschieden, zumal diese direkt unter der unbehaarten Haut liegt.

Auch in der Tiermedizin hat sich aus groben Anfängen[44, 48, 50] mit der Verbesserung der Apparate und Manschetten eine bessere und genauere Technik herausgebildet. Natürlich beschränkte man sich zunächst auch einzig und allein auf die Feststellung des Blutdruckmaximums und -minimums. So haben *Fontaine*[12] und *Mglej*[31, 32] lediglich das Maximum und Minimum des Blutdruckes berücksichtigt. *Fontaine* arbeitete mit dem Apparat nach *Riva-Rocci*; *Mglej* benutzte den Tonoszillographen nach *Plesch*. *Hornung* und *Torgut* stellten ihre Untersuchungen an kranken Pferden, wobei sie besonders auf Maximal- und Minimaldruck und Amplitudenwert achteten, mit dem Pleschschen Apparat an. Sie fanden, daß erkrankte Pferde teils ein Erhöhen, teils ein Sinken des Maximal- und Minimaldruckes zeigten, und daß bei verschiedenen Erkrankungen die Amplitudenwerte größer oder kleiner als die Durchschnittswerte bei normalen Tieren waren. Als Durchschnittswerte hat man bei gesunden Pferden für das Maximum 80—105 mm Hg, für das Minimum 40—65 mm Hg gefunden. Die Amplitude beträgt also im Durchschnitt 40 mm Hg. *Rüscher*[45] beobachtete bei kranken Pferden Veränderungen des Maximal- und Minimaldruckes und bemerkte ein verschiedenes Auftreten der höchsten Oszillationen an verschiedenen Punkten der Kurve. So beobachtete er, daß bei eintretender Besserung des Leidens sich der bis dahin kurze, anakrote Teil der Kurve auf Kosten des katakroten Abschnittes verlängerte, die höchsten Oszillationen also am Ende eines langen, anakroten Abschnittes auftraten.

Unsere Untersuchungen sind mit dem Tonoszillographen nach *Plesch* angestellt worden. Eine Beschreibung des Apparates erübrigt sich, da schon in früheren Arbeiten darauf hingewiesen wurde und *Plesch*[37—41] selbst eine genaue Erläuterung seines Apparates gegeben hat. Als neu, praktisch und recht zweckmäßig hat sich der Druckring von *Plesch* bei meinen Untersuchungen erwiesen. Die früher benutzte Wickelmanschette konnte nicht gut anliegend an der Schweifrübe befestigt werden. Der Pleschsche Druckring gestattet, durch einen einfach und leicht zu bedienenden Hebelverschluß die Manschette der Beschaffenheit der Schweifrübe entsprechend konisch und immer gleich fest anzulegen. Der Druckring ermöglicht es weiter, ohne ein Abrutschen der Manschette zu befürchten, ein Pferd erst im Stande der Ruhe zu messen, das Pferd mit angelegter Manschette zu bewegen und also unter den gleichen Bedingungen wie vor der Bewegung den Blutdruck aufzunehmen. Bei unseren Versuchen achteten wir darauf, unter stets gleichen

Bedingungen und unter Ausschaltung von Fehlerquellen die Messungen vorzunehmen. Die Messungen fanden stets vormittags um 11 Uhr und nachmittags um 16.30 Uhr statt. Patienten, die vormittags in die Klinik eingeliefert wurden, wurden nachmittags zum erstenmal gemessen. Nachmittags und abends eingestellte Tiere wurden erst am nächsten Vormittag untersucht, damit sie sich allmählich an die für sie neue Umgebung gewöhnen konnten. Um psychische Erregungen auszuschalten, wurde den Patienten vor der ersten Messung erst einige Male die Manschette angelegt, damit sie sich an diesen Handgriff gewöhnen konnten. So für die Messung vorbereitete Patienten blieben immer in demselben Stall. Am besten für die Blutdruckmessungen eignete sich ein möglichst dunkler Stall, weil hier die Patienten vor Fliegen geschützt waren und nicht durch Unruhe und Schweifschlagen die Aufnahme störten. Um auch in hellen Ställen die Pferde vor den Fliegen zu schützen, wurde den Tieren eine Zeit vor der Messung eine große Decke übergelegt. So erzielten wir fast immer für die kurze Zeit der Messung ein völlig ruhiges Stehen der Tiere. Coupierte Pferde wurden von der Messung ganz ausgeschlossen; denn bei lang coupierten Pferden ist zwar in der Art. coccygea noch eine gewisse Pulsation vorhanden, doch ergeben die Kurven ganz abweichende Bilder. Bei kurz kupierten Pferden ist die Pulsation ganz verschwunden, weil das Versorgungsgebiet der Schwanzarterie erheblich verkleinert ist und durch die Schweifamputation ganz andere Druck- und Ausgleichsbedingungen geschaffen worden sind. Wie schon von anderen Autoren erwähnt worden ist[18, 19], spielen Alter, Rasse und Geschlecht eine Rolle bezüglich der Höhe des Blutdruckes. Psychische Erregungen[48, 50], wie Schreck, Rossigsein bei Stuten, Futterneid, Hunger u. a. erhöhen den Blutdruck. Es war nicht der Zweck dieser Arbeit, Feststellungen in dieser Hinsicht zu machen. Es kam vielmehr darauf an, über die Druckverhältnisse im Fieberzustand ein allgemeines Durchschnittsbild zu gewinnen. Das von *Brown*[7] erwähnte Fallen des Blutdruckes während der Sommermonate und Steigen in den kühleren Jahreszeiten kann bei meiner Arbeit unberücksichtigt bleiben, weil die Patienten nur im Stall gehalten wurden und daher unter ähnlichen Verhältnissen standen.

Auf Anregung von *Neumann-Kleinpaul* machten wir es uns zur Aufgabe, die von *Rüscher*[45] und in der vorläufigen Mitteilung von *Rüscher* und *Sonntag*[46] gemachten Beobachtungen neben der Feststellung der Maximal- und Minimalwerte bei verschiedenen Erkrankungen und bei einer größeren Patientenzahl nachzuprüfen, ob die von angeführten Verfassern beobachtete Verschiebung des anakroten und katakroten Abschnittes der Kurven im Fieber allgemein auftritt, und ob es möglich ist, in prognostischer Hinsicht über den Zustand des Patienten während der verschiedenen Krankheitsphasen Rückschlüsse zu ziehen.

Wir konnten 50 Patienten fortlaufend untersuchen, die an fieberhaften Infektionskrankheiten wie Druse, Brustseuche, Brüsseler Krankheit, katarrhalischen Erkrankungen der Luftwege, ferner an Erkrankungen des Digestionsapparates mit Fieber und Zirkulationsstörungen, weiter an Wundfieber und anderen erkrankt waren.

Eigene Untersuchungen. Beschreibung der Fälle*.
I. Brustseuche.

Fall 1. Wallach, 8—9 Jahre, Kaltblut.

Aufnahmebefund: 1 Tag krank, frißt nicht, Husten.

Status praesens: Husten spontan, kräftig, schmerzhaft, Puls 60 mkr. glm. Conjunctiven ikterisch, schwankender Gang. Pulmo: Links handhohe, rechts $1^{1}/_{2}$ handhohe Dämpfung. Auskultation: Bronchiales Atmen.

1. Mess. 7. I. 1931, 11 Uhr: T. 40,4°. P. mkr. glm. Atm. 30 cost.-abd. App. schlecht. Ma./Mi. 84/48. Ampl. 36. Anakroter Teil 84—70 kurz, sprunghaft ansteigend, katakroter Teil 70—48 lang. Befinden schlecht. Therapie: Myo-Salvarsan 4,5 in 50,0 H_2O intramuskulär.

2. Mess. 8. I. 1931, 11 Uhr· T. 39,1°, P. 54, mkr. glm. rglm., Atm. 20, cost.-abd. App. mäßig. Ma./Mi. 90/71. Ampl. 19. Anakroter Teil 90—82, katakroter 82—71. Auffallend ist der kleine Amplitudenwert. Befinden schlecht.

3. Mess. 8. I. 1931, 16 Uhr 30 Min.: T. 39,2°, P. 56 mkr. glm. rglm., Atm. 18 cost.-abd. Husten spontan, schmerzhaft. App. gut. Ma./Mi. 91/59. Ampl. 32. Anakroter Teil 91—75 gleich dem katakroten 75—59. Befinden besser.

4. Mess. 9. I. 1931, 11 Uhr: T. 38,7°, P. 56 mkr. glm. rglm., Atm. 14 cost.-abd. App. gut. Ma./Mi. 90/58. Anakroter Teil 90—74 gleich dem katakroten 74—58.

5. Mess. 9. I. 1931, 16 Uhr 30 Min.: T. 38,3°, P. 48 mkr. glm. rglm., Atm. 14 cost.-abd. App. gut. Ma./Mi. 98/55. Ampl. 43. Anakroter Teil länger als der katakrote Teil 71—55. Pulmo o. B.

Ma.-Mi.-Ampl.-Durchschnittswerte: 90, 32, 35 mm Hg.

Patient blieb fieberfrei und wurde am 16. I. 1931 geheilt entlassen.

Fall 2. Stute, 7—8 Jahre, Warmblut, Nährzustand gut.

Aufnahmebefund: Seit 3—4 Tagen krank, frißt nicht, hustet. Perkussion: Links $1^{1}/_{2}$ handhohe Dämpfung. Auskultation: Rechts verschärft vesiculäres Atmen. Conj. ikterisch.

1. Mess. 9. II. 1931, 11 Uhr: T. 40,3°, P. 72 mkr. glm. rglm. Atm. 24 cost.-abd. App. schlecht. Ma./Mi. 105/49. Ampl. 56. Anakroter Teil 105—95 kurz, katakroter 95—49 lang. Sprunghafter Anstieg im anakroten Teil. Siehe Abb. 1, 1. Therapie: Myo-Salvarsan 4,5 i.m. (intramuskulär).

2. Mess. 9. II. 1931, 16 Uhr 30 Min.: T. 40,6°, P. 88 mkr. glm. rglm. Atm. 20 cost.-abd. App. schlecht. Ma./Mi. 120/73. Ampl. 47. Anakroter Teil 120—107 kurz, katakroter Teil 107—73 lang. Befinden schlecht.

3. Mess. 10. II. 1931, 11 Uhr: T. 39,8°, P. 62 schwach fühlbar, glm. rglm. Atm. 20 cost.-abd. schleimig-eitriger Nasenausfluß. App. schlecht. Ma./Mi. 109/69.

---

* *Abkürzungen:* mkr. = mittelkräftig; glm. = gleichmäßig; rglm. = regelmäßig; T. = Temperatur; P. = Puls; Atm. = Atmung; App. = Appetit; Ma. = Maximaldruck; Mi. = Minimumdruck; Ampl. = Amplitude; H.V.U.A. = Heeresveterinäruntersuchungsamt; i.v. = intravenös; i.m. = intramuskulär; s.c. = subcutan.

Ampl. 40. Anakroter Teil 109—92 noch kurz, katakroter 92—69 lang. Befinden schlecht. Siehe Abb. 1, 3.

4. Mess. 10. II. 1931, 16 Uhr 30 Min: T. 40,1°, P. 72 mkr. glm. rglm. Atm. 24 cost.-abd. App. schlecht. Ma./Mi. 124/63. Ampl. 61. Anakroter Teil 124—105 kurz, katakroter Teil 105—63 lang. Siehe Abb. 1, 4.

5. Mess. 11. II. 1931, 11 Uhr: T. 39,2°, P. 48 mkr. glm. rglm. Atm. 20 cost.-abd. leicht angestrengt. App. schlecht. Ma./Mi. 131/65. Ampl. 66. Anakroter Teil 131—106 kurz, katakroter 106—65 lang. Befinden schlecht. Therapie: Myo-Salvarsan 4,5 i.m., nachmittags: Coffein. natriosalicylic. 5:15 und Cardiazol 10,0 subcutan (s.c.). Perkussion: Dämpfung heller, rechts überlauter Schall. Nasenausfluß schleimig. Siehe Abb. 1, 5.

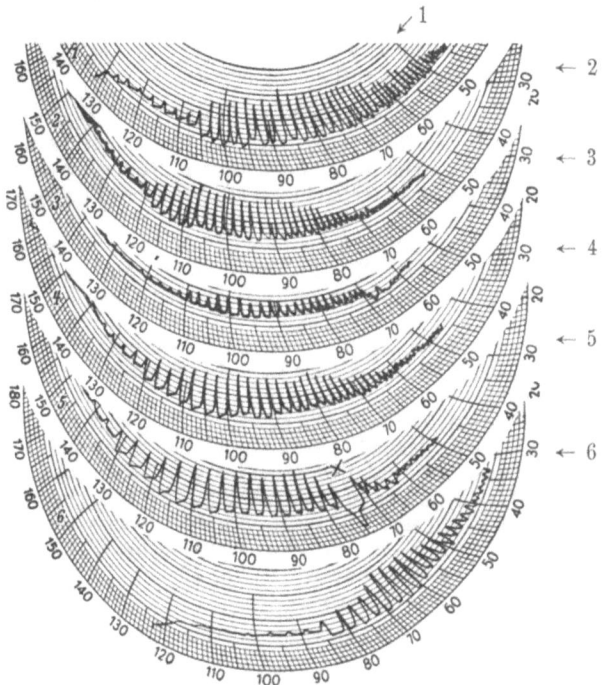

Abb. 1. × = Bewegungszacke.

6. Mess. 12. II. 1931, 11 Uhr: T. 37,5°, P. 60 mkr. glm. rglm. Atm. 20 cost.-abd. App. gut. Ma./Mi. 85/45. Ampl. 40. Anakroter Teil 85—63 länger als der katakrote 63—45. Befinden gut. Nasenausfluß fehlt, Dämpfung aufgehellt. Therapie: Ephedralin 6,0 s.c. Siehe Abb. 1, 6.

Ma.-Mi.-Ampl.-Durchschnittswerte: 112, 60, 52.

Am 23. II. 1931 geheilt entlassen.

Fall 3. Wallach, 12—15 Jahre, Warmblut, Nährzustand mäßig.

Aufnahmebefund: Frißt seit 6 Tagen schlecht. P. 52 mkr. glm. rglm. Conj. und Sklera stark ikterisch. Perkussion: Links 2-handtellergroße Dämpfung, rechts o. B. Atm. angestrengt, vesiculär. Therapie: Neo-Salvarsan 4,5 intravenös (i.v.).

1. Mess. 18. II. 1931, 16 Uhr 30 Min.: T. 40,2°, P. 72 mkr. glm. rglm. Atm. 22 cost.-abd. App. schlecht. Ma./Mi. 94/71. Ampl. 23. Anakroter Teil 94—87 kurz, sprunghaft ansteigend, katakroter Teil 87—71 lang. Befinden schlecht.

2. Mess. 19. II. 1931, 11 Uhr: T. 39,9°, P. 60 mittelschwach, glm. rglm. Atm. 20 cost.-abd. App. schlecht. Ma./Mi. 91/68. Ampl. 23. Anakroter Teil 91—82 kurz, katakroter 82—68 lang. Befinden schlecht.

3. Mess. 19. II. 1931, 16 Uhr 30 Min.: T. 38,7°, P. 58 mittelschwach, glm. rglm. Atm. 22 cost.-abd. App. schlecht. Ma./Mi. 102/66. Ampl. 36. Anakroter Teil 102—83 länger, katakroter 83—66 etwas kürzer. Befinden noch schlecht.

4. Mess. 20. II. 1931, 16 Uhr 30 Min.: T. 38,3°, P. 62 mittelschwach, glm. rglm. Atm. 20 cost.-abd. App. schlecht. Ma.—Mi. 96/58. Ampl. 38. Anakroter Teil 96—77 gleich dem katakroten 77—58. Befinden: Wenig verändert, links handtellergroße Dämpfung, Husten spontan.

Ma.-Mi.-Ampl.-Durchschnittswerte: 95, 65, 30.

Auf Wunsch des Besitzers entlassen, gebessert.

Fall 4. Wallach, etwa 8 Jahre, Kaltblut, Nährzustand gut.

Aufnahmebefund: Seit 3—4 Tagen krank, hustet, frißt schlecht. Conj. rosarot, ikterisch. P. 84 mkt. glm. rglm. Auskultation: Rechts verschärft vesiculär, links deutliches Fauchen. Perkussion: Rechts 1 1/2 handhohe Dämpfung. Therapie: Neo-Salvarsan 4,5 i.v.

1. Mess. 18. II. 1931, 16 Uhr 30 Min.: T. 40,3°, P. 84 mkr. glm. rglm. Atm. 18 cost.-abd. App. schlecht. Ma./Mi. 120/79. Ampl. 41. Anakroter Teil 120—104 kurz, sprunghaft ansteigend, katakroter 104—79 lang. Befinden schlecht.

2. Mess. 19. II. 1931, 11 Uhr: T. 39,5°, P. 74 mkr. glm. rglm. Atm. 26 cost.-abd. App. mäßig. Ma./Mi. 112/78. Ampl. 34. Anakroter Teil 112—99 kurz, katakroter 99—78 lang. Befinden schlecht, rechts 2 handhohe Dämpfung, Atm. angestrengt.

3. Mess. 19. II. 1931, 16 Uhr 30 Min.: T. 39,6°, P. 62 mkr. glm. rglm. Atm. 22 cost.-abd. App. mäßig. Ma./Mi. 125/86. Ampl. 39. Anakroter Teil 125—106 gleich dem katakroten 106—86. Befinden etwas gebessert, Husten spontan.

4. Mess. 20. II. 1931, 16 Uhr 30 Min.: T. 38,3°, P. 60 mkr. glm. rglm. Atm. 16 cost.-abd. App. besser. Ma./Mi. 116/72. Ampl. 44. Anakroter Teil 116—92 länger als der katakrote 92—72. Befinden: Weiter gebessert, Husten selten.

Ma.-Mi.-Ampl.-Durchschnittswerte: 118, 78, 40.

Am 6. III. 1931 geheilt entlassen.

Fall 5. Wallach, etwa 8 Jahre, Kaltblut, Nährzustand gut.

Aufnahmebefund: Seit einigen Tagen krank, frißt schlecht, P. 48 mkr. glm. rglm. Conj. leicht ikterisch. Perkussion: Rechts handhohe Dämpfung, links o. B. Atm. verschärft vesiculär, Gang schwankend. Therapie: Neo-Salvarsan 4,5 i.v.

1. Mess. 23. III. 1931, 16 Uhr 30 Min.: T. 40,1°, P. 60 mkr. glm. rglm. Atm. 36 cost.-abd. App. mäßig. Ma./Mi. 82/46. Ampl. 36. Anakroter Teil 82—70 kurz, katakroter Teil 70—46 lang. Befinden schlecht.

2. Mess. 24. III. 1931, 11 Uhr: T. 40,7°, P. 48 mkr. glm. rglm. Atm. 36 cost.-abd. App. mäßig. Ma./Mi. 103/48. Ampl. 55. Anakroter Teil 103—75 etwas länger als der katakrote 75—48. Befinden etwas besser.

3. Mess. 24. III. 1931, 16 Uhr 30 Min.: T. 39,9°, P. 48 mkr. glm. rglm. Atm. 40 cost.-abd. App. gut. Ma./Mi. 91/49. Ampl. 42. Anakroter Teil 91—78 kürzer als der katakrote 78—49. Therapie: 17 Uhr Ephedralin 6,0; 20 Uhr Ephedralin 3,0 s.c.

4. Mess. 25. III. 1931, 11 Uhr: T. 38,9°, P. 46 mkr. glm. rglm. Atm. 32 cost.-abd. App. gut. Ma./Mi. 93/45. Ampl. 48. Anakroter Teil 93—67 länger als der

katakrote 67—45. Perkussion: Rechts handhohe Dämpfung, Atm. leicht angestrengt.
    5. Mess. 25. III. 1931, 16 Uhr 30 Min.: T. 39,3°, P. 48 mkr. glm. rglm. Atm. 28 cost.-abd. App. gut. Ma./Mi. 93/64. Ampl. 26. Anakroter Teil 93—80 fast gleich dem katakroten 80—64.
    6. Mess. 26. III. 1931, 11 Uhr: T. 38,3°, P. 46 mkr. glm. rglm. Atm. 24 cost.-abd. App. gut. Ma./Mi. 88/40. Ampl. 48. Anakroter Teil 88—65 fast gleich dem katakroten 65—40. Befinden unverändert.
    7. Mess. 27. III. 1931, 11 Uhr: T. 38,2°, P. 52 mkr. glm. rglm. Atm. 24 cost.-abd. App. mäßig. Ma./Mi. 101/42. Ampl. 59. Anakroter Teil 101—67 lang, katakroter 67—42 kurz. Befinden: Dämpfung fast verschwunden.
    8. Mess. 27. III. 1931, 16 Uhr 30 Min.: T. 38,7°, P. 48 mkr. glm. rglm. Atm. 24 cost.-abd. App. mäßig. Ma./Mi. 95/44. Ampl. 51. Anakroter Teil 95—63 lang, katakroter 63—44 kurz.
    9. Mess. 28. III. 1931, 16 Uhr 30 Min.: T. 38,1°, P. 44 mkr. glm. rglm. Atm. 20 cost.-abd. App. gut. Ma./Mi. 95/43. Ampl. 52. Anakroter Teil 95—60 lang, katakroter 60—43 kurz. Befinden gut, Husten fehlt. Pulmo o. B.
    Ma.-Mi.-Ampl.-Durchschnittswerte: 93, 46, 47.
    Am 2. IV. 1931 geheilt entlassen.

Fall 6. Wallach, etwa 7 Jahre, Kaltblut, Nährzustand gut.
    Aufnahmebefund: Frißt seit 8 Tagen schlecht, Conj. blaß. P. 50 mkr. glm. rglm. Pulmo o. B. Rectalbefund: Milz geschwollen, hinterer Rand oben abgerundet und liegt handbreit hinter dem Rippenbogen. Therapie: Zahnspitzen entfernt, Ol. Ricini 400,0 mit der Nasenschlundsonde.
    1. Mess. 27. III. 1931, 16 Uhr 30 Min.: T. 39,1°, P. 44 mkr. glm. rglm. Atm. 12 cost.-abd. App. schlecht. Ma./Mi. 121/81. Ampl. 40. Anakroter Teil 121—108 kurz, katakroter 108—81 lang. Befinden schlecht.
    2. Mess. 28. III. 1931, 11 Uhr: T. 39,2°, P. 52 schwach, glm. rglm. Atm. 12 cost.-abd. App. schlecht. Ma./Mi. 110/73. Ampl. 37. Anakroter Teil 110—92 kurz, katakroter 92—73 lang. Befinden unverändert. Therapie: Neo-Salvarsan 4,5 i.v.
    3. Mess. 28. III. 1931, 16 Uhr 30 Min.: T. 39,0°, P. 54 mkr. glm. rglm. Atm. 12 cost.-abd. App. schlecht. Ma./Mi. 121/77. Ampl. 44. Anakroter Teil 121—101 kurz, katakroter 101—77 lang.
    4. Mess. 29. III. 1931, 11 Uhr: T. 38,9°, P. 48 mkr. glm. rglm. Atm. 12 cost.-abd. App. schlecht. Ma./Mi. 133/80. Ampl. 53. Anakroter Teil 133—105 länger als der katakrote 105—80. Befinden: Conj. ikterisch. Pulmo: Links 1½, rechts handhohe Dämpfung.
    5. Mess. 30. III. 1931, 11 Uhr: T. 39,2°, P. 54 mkr. glm. rglm. Atm. 10 cost.-abd. App. schlecht. Ma./Mi. 133/83. Ampl. 50. Anakroter Teil 133—119 kürzer als der katakrote 119—83. Befinden: unverändert, Nasenausfluß schleimig.
    6. Mess. 30. III. 1931, 16 Uhr 30 Min.: T. 38,7°, P. 46 mkr. glm. rglm. Atm. 10 cost.-abd. App. schlecht. Ma./Mi. 142/75. Ampl. 67. Anakroter Teil 142—110 fast gleich dem katakroten Teil 110—75.
    7. Mess. 31. III. 1931, 11 Uhr: T. 38,2°, P. 44 mkr. glm. rglm. Atm. 10 cost.-abd. App. besser. Ma./Mi. 126/71. Ampl. 55. Anakroter Teil 126—96 lang, katakroter 96—71 kurz. Befinden: Pulmo o. B. Nasenausfluß fast verschwunden.
    8. Mess. 31. III. 1931, 16 Uhr 30 Min.: T. 38,0°, P. 44 mkr. glm. rglm. Atm. 10 cost.-abd. App. gut. Ma./Mi. 129/71. Ampl. 58. Anakroter Teil 129—90 lang, katakroter 90—71 kurz. Befinden unverändert.
    Ma.-Mi.-Ampl.-Durchschnittswerte: 127, 76, 51.
    Am 7. IV. 1931 geheilt entlassen.

Fall 7. Stute, 9—10 Jahre, Kaltblut, Nährzustand gut.

Aufnahmebefund: Seit heute krank, frißt nicht, Sklera ikterisch, beiderseits $1^{1}/_{2}$ handhohe Dämpfung. Auskultation: Verschärft vesiculäres Atmen, Atem kurz, oberflächlich. Therapie: Neo-Salvarsan 4,5 i.v.

1. Mess. 7. IV. 1931, 16 Uhr, 30 Min.: T. 39,3°, P. 48 mkr. glm. rglm. Atm. 36 cost.-abd. App. mäßig. Ma./Mi. 118/60. Ampl. 58. Anakroter Teil 118—98 kurz, katakroter 98—60 lang. Befinden schlecht.

2. Mess. 8. IV. 1931, 11 Uhr: T. 39,6°, P. 58 mkr. glm. rglm. Atm. 14 cost.-abd. App. gut. Ma./Mi. 117/57. Ampl. 60. Anakroter Teil 117—91 kurz, katakroter 91—57 lang.

3. Mess. 8. IV. 1931, 16 Uhr 30 Min.: T. 39,3°, P. 54 mkr. glm. rglm. Atm. 14 cost.-abd. App. gut. Ma./Mi. 112/67. Ampl. 45. Anakroter Teil 112—91 kurz, katakroter 91—67 lang.

4. Mess. 9. IV. 1931, 11 Uhr: 39,1°, P. 54 mkr. glm. rglm. Atm. 12 cost.-abd. App. gut. Ma./Mi. 113/61. Ampl. 52. Anakroter Teil 113—88 fast gleich dem katakroten Teil 88—61. Befinden: Dämpfung beiderseits aufgehellt.

5. Mess. 9. IV. 1931, 16 Uhr 30 Min.: T. 38,6°, P. 50 mkr. glm. rglm. Atm. 12 cost.-abd. App. gut. Ma./Mi. 114/63. Ampl. 51. Anakroter Teil 114—92 fast gleich dem katakroten 92—63.

6. Mess. 10. IV. 1931, 16 Uhr 30 Min.: T. 38,3°, P. 44 mkr. glm. rglm. Atm. 12 cost.-abd. App. gut. Ma./Mi. 100/64. Ampl. 36. Anakroter Teil 100—81 lang, katakroter 81—64 kurz. Befinden gut.

Ma.-Mi.-Ampl.-Durchschnittswerte: 112, 62, 50.

Am 13. IV. 1931 geheilt entlassen.

Fall 8. Stute, etwa 7 Jahre, Kaltblut, Nährzustand gut.

Aufnahmebefund: Husten, eitriger Nasenausfluß, frißt nicht, Conj. ikterisch, schmutzig-rot, Pharynx, Larynx empfindlich. Pulmo o. B. Auskultation: Verschärft vesiculär, teils bronchial.

1. Mess. 10. IV. 1931, 16 Uhr, 30 Min.: T. 41,2°, P. 60 mkr. glm. rglm. Atm. 16 cost.-abd. App. schlecht. Ma./Mi. 112/47. Ampl. 65. Anakroter Teil 112—83 kurz, katakroter 83—47 lang. Therapie: Neo-Salvarsan 4,5 i.v.

2. Mess. 11. IV. 1931, 11 Uhr: T. 39,7°, P. 48 mkr. glm. rglm. Atm. 16 cost.-abd. App. mäßig. Ma./Mi. 94/49. Ampl. 45. Anakroter Teil 94—76 kurz, katakroter Teil 76—47 lang. Befinden unverändert.

3. Mess. 11. IV. 1931, 16 Uhr 30 Min.: T. 39,8°, P. 48 mkr. glm. rglm. Atm. 18 cost.-abd. App. mäßig. Ma./Mi. 113/45. Ampl. 68. Anakroter Teil 113—91 kurz, katakroter 91—45 lang. Husten oft spontan.

4. Mess. 12. IV. 1931, 11 Uhr: T. 40,2°, P. 60 mkr. glm. rglm. Atm. 16 cost.-abd. App. mäßig. Ma./Mi. 100/54. Ampl. 46. Anakroter Teil 100—81 kurz, katakroter 81—54 lang. Befinden: Rechts $1^{1}/_{2}$ handhohe Dämpfung, Conj. blaßrosa, leicht ikterisch, kein Nasenausfluß.

5. Mess. 13. IV. 1931, 11 Uhr: T. 38,9°, P. 52 mkr. glm. rglm. Atm. 14 cost.-abd. App. mäßig. Ma./Mi. 105/58. Ampl. 47. Anakroter Teil 105—82 gleich dem katakroten 82—58.

6. Mess. 13. IV. 1931, 16 Uhr 30 Min.: T. 39,1°, P. 54 mkr. glm. rglm. Atm. 14 cost.-abd. App. mäßig. Ma./Mi. 115/62. Ampl. 53. Anakroter Teil 115—92 kurz, katakroter 92—62 lang. Befinden wie vorher, Husten seltener.

7. Mess. 14. IV. 1931, 11 Uhr: T. 37,6°, P. 48 mkr. glm. rglm. Atm. 10 cost.-abd. App. gut. Ma./Mi. 120/51. Ampl. 69. Anakroter Teil 120—85 länger als der katakrote Teil 85—51.

Ma.-Mi.-Ampl.-Durchschnittswerte: 108, 52, 56.

Am 22. IV. 1931 geheilt entlassen.

Fall 9. Wallach, etwa 5 Jahre, Warmblut, Nährzustand gut.

Aufnahmebefund: Conj. blaßrosa, Pharynx, Larynx empfindlich, Husten auslösbar, Nasenausfluß schleimig, P. 60 mkr. glm. rglm. Perkussion o. B. Auskultation: Bilateral verschärft vesiculär. Rectalbefund: Milz hinter der letzten Rippe, Caecum wenig ausgedehnt, ziemlich weich. Therapie: Oleum Ricini 400,0, Paraffin. liquid. 200,0 mit der Nasenschlundsonde.

1. Mess. 5. X. 1931, 11 Uhr: T. 39,2°, P. 60 mkr. glm. rglm. Atm. 12 cost.-abd. App. schlecht. Ma./Mi. 111/64. Ampl. 47. Anakroter Teil 111—95 kurz, katakroter 95—64 lang. Therapie: Neo-Salvarsan 4,5 i.v.

2. Mess. 5. X. 1931, 16 Uhr 30 Min.: T. 38,6° (?) Anus offen. P. 66 mittelschwach, glm. rglm. App. schlecht. Ma./Mi. 103/66. Ampl. 37. Anakroter Teil 103—91 kurz, katakroter 91—66 lang. Befinden unverändert.

3. Mess. 6. X. 1931, 11 Uhr: T. 37,9°, P. 52 mkr. glm. rglm. Atm. 14 cost.-abd. App. schlecht. Ma./Mi. 90/42. Ampl. 48. Anakroter Teil 90—68 fast gleich dem katakroten 68—42. Kein Nasenausfluß. Therapie: Prießnitz-Umschlag.

4. Mess. 6. X. 1931, 16 Uhr 30 Min.: T. 38,5°, P. 54 mkr. glm. rglm. Atm. 14 cost.-abd. App. schlecht. Ma./Mi. 86/51. Ampl. 35. Anakroter Teil 86—73 kurz, katakroter Teil 73—51 lang.

5. Mess. 7. X. 1931, 11 Uhr: T. 37,5°, P. 48 mittelschwach, glm. rglm. Atm. 12 cost.-abd. App. mäßig. Ma./Mi. 90/59. Ampl. 31. Anakroter Teil 90—85 kurz, katakroter Teil 85—59 lang.

6. Mess. 8. X. 1931, 11 Uhr: T. 37,4°, P. 44 mittelschwach, glm. rglm. Atm. 10 cost.-abd. App. gut. Ma./Mi. 90/52. Ampl. 38. Anakroter Teil 90—68 lang, katakroter Teil 68—52 kurz.

Ma.-Mi.-Ampl.-Durchschnittswerte: 95, 55, 40.

Am 12. X. 1931 geheilt entlassen.

Ergebnisse. Die Werte für den Maximaldruck schwanken zwischen 82 und 142 mm Hg, für den Minimaldruck liegen sie zwischen 40 und 86 mm Hg. In allen Fällen sinkt nach der Myo-Salvarsaninjektion und der Neo-Salvarsaninfusion der Amplitudenwert mit Ausnahme von Fall 6, wo sogar eine leichte Vergrößerung des Amplitudenwertes eintritt. Im übrigen sind die Blutdruckwerte bei gewöhnlichem Krankheitsverlauf fast normal. Stets findet man zu Beginn der Krankheit die höchsten Oszillationen im kurzen, sprunghaft ansteigenden, anakroten Teil, die bei eintretender Besserung nach dem bisher langen, katakroten Teil der Kurve abwandern, und ganz allmählich größer werden, so daß man bei der Genesung stets einen langen, allmählich ansteigenden, anakroten und einen kurzen, rasch abfallenden, katakroten Abschnitt des Kurvenbildes findet. Trotz bestehenden Fiebers und bei klinisch feststellbarem, schlechtem Allgemeinbefinden *konnte immer eine Besserung vorausgesagt werden, wenn sich der anakrote Abschnitt verlängerte.* Bei der Form der Oszillationen fiel auf, daß eine plötzliche, sprunghafte Vergrößerung der Oszillationen bei schlechtem, klinischem Befund gesehen wurde, daß dagegen ein allmähliches, gleichmäßiges Größerwerden der Ausschläge bei Besserung der Erkrankung zu beobachten war. Die Amplitudenwerte ergaben im Gegensatz zu *Mglejs*[31] Untersuchungen kein einheitliches Bild. Ob das Neo-Salvarsan eine Senkung des Blutdruckes als solches verursacht (*Mglej*), erscheint zweifelhaft. Wir neigen zu der Ansicht, daß die Drucksenkung den durch eine erfolgreiche Neo-Salvarsanbehandlung erzielten Heilbeginn anzeigt. (Siehe auch Fall 1 Brüsseler Krankheit und Dyspepsie, wo nach Salvarsan kein Druckabfall erfolgte.

II. Druse.

Fall 1. Wallach, 10—12 Jahre, Warmblut, Nährzustand gut.

Aufnahmebefund: Seit 8 Tagen krank, frißt nicht, eitriger Nasenausfluß. Pharynx empfindlich, geschwollen, Husten spontan, kräftig. Therapie: Druse-Serum vom Heeresveterinäruntersuchungsamt (H.V.U.A.) 280,0 i.v. Druse-Vaccine 10,0 s.c. Ephedralin 6,0 sc.

1. Mess. 20. IX. 1930, 16 Uhr 30 Min.: T. 39,0°, P. 58 mkr. glm. rglm. Atm. 20 cost.-abd. angestrengt, schnarchend. App. schlecht. Ma./Mi. 105/64. Ampl. 41. Anakroter Teil 105—92 kurz, katakroter 92—64 lang.

2. Mess. 21. IX. 1930, 11 Uhr: T. 39,3°, P. 58 mkr. glm. rglm. Atm. 18 cost.-abd. angestrengt, schnarchend, den ganzen Körper erschütternd. App. schlecht. Messung unmöglich. Therapie: H.V.U.A.-Druse-Serum 200,0 i.v.

3. Mess. 21. IX. 1930, 16 Uhr 30 Min.: T. 40,4°, P. 58 mittlschwach, glm. rglm. Atm. 20 cost.-abd. App. schlecht. Ma./Mi. 105/75. Ampl. 30. Anakroter Teil 105—94 kurz, katakroter 94—75 lang.

4. Mess. 22. IX. 1930, 11 Uhr: T. 38,6°, P. 56 mittelschwach, glm. rglm. Atm. 18 cost.-abd. angestrengt. App. mäßig. Ma./Mi. 101/71. Ampl. 30. Anakroter Teil 101—96 kurz, katakroter 96—71 lang. Befinden unverändert.

5. Mess. 23. IX. 1930, 11 Uhr: T. 38,7°, P. 56 mkr. glm. rglm. Atm. 16 cost.-abd. noch erschwert. App. mäßig. Ma./Mi. 106—76. Ampl. 30. Anakroter Teil 106 bis 100 kurz, katakroter 100—76 lang.

6. Mess. 23. IX. 1930, 16 Uhr 30 Min.: T. 39,3°, P. 52 mkr. glm. rglm. Atm. 16 cost.-abd. App. mäßig. Ma./Mi. 90/63. Ampl. 27. Anakroter Teil 90—82 kurz, katakroter 82—63 lang. Befinden unverändert.

7. Mess. 24. IX. 1930, 11 Uhr: T. 39,7°, P. 56 mkr. glm. rglm. Atm. 16 cost.-abd. App. noch schlecht. Ma./Mi. 110/79. Ampl. 31. Anakroter Teil 110—100 kurz, katakroter 100—79 lang. Therapie: Absceß spalten; H_2O_2-Spülung.

8. Mess. 24. IX. 1930, 16 Uhr 30 Min.: T. 39,1°, P. 56 mkr. glm. rglm. Atm. 14 cost.-abd. App. schlecht. Ma./Mi. 115/81. Ampl. 34. Anakroter Teil 115—101, katakroter 101—81 lang.

9. Mess. 25. IX. 1930, 11 Uhr: T. 39,1°, P. 46 mkr. glm. rglm. Atm. 18 cost.-abd. schnarchend. App. mäßig. Ma./Mi. 104/75. Ampl. 29. Anakroter Teil 104—92 kurz, katakroter 92—75 lang. Therapie: Apomorphin. hydrochloric. 0,025 tägl.

10. Mess. 26. IX. 1930, 11 Uhr: T. 38,9°, P. 56 mittelschwach, glm. rglm. Atm. 16 cost.-abd. App. gut. Ma./Mi. 105/68. Ampl. 37. Anakroter Teil 105—95 kurz, katakroter 95—68 lang. Befinden schlecht.

11. Mess. 26. IX. 1930, 16 Uhr 30 Min.: T. 38,9°, P. 54 mkr. glm. rglm. Atm. 14 cost.-abd. App. mäßig. Ma./Mi. 126/95. Ampl. 31. Anakroter Teil 126—115 kurz, katakroter 115—95 lang. Therapie: Rechts und links im Kehlgang je ein Absceß zu spalten. Streptokokken-Antivirus-Tampon.

12. Mess. 27. IX. 1930, 16 Uhr 30 Min.: T. 38,7°, P. 52 mkr. glm. rglm. Atm. 14 cost.-abd. App. mäßig. Ma./Mi. 101/80. Ampl. 21. Anakroter Teil 101—95 kurz, katakroter 95—80 lang.

13. Mess. 28. IX. 1930, 11 Uhr: T. 39,2°, P. 48 mkr. glm. rglm. Atm. 12 cost.-abd. angestrengt, röchelnd. App. sehr mäßig. Ma./Mi. 114/85. Ampl. 29. Anakroter Teil 114—108 kurz, katakroter 108—85 lang.

14. Mess. 28. IX. 1930, 16 Uhr 30 Min.: T. 39,5°, P. 48 mkr. glm. rglm. Atm. 12 cost.-abd. App. schlecht. Ma./Mi. 121/82. Ampl. 39. Anakroter Teil 121—104 fast gleich dem katakroten 104—82. Befinden schlecht.

15. Mess. 29. IX. 1930, 11 Uhr: T. 39,2°, P. 44 mkr. glm. rglm. Atm. 10 cost.-abd. etwas freier. App. mäßig. Ma./Mi. 130/87. Ampl. 43. Anakroter Teil 130—108 ist gleich dem katakroten 108—87. Leichte Besserung des Patienten. Antivirusspülungen.

16. Mess. 29. IX. 1930, 16 Uhr 30 Min.: T. 39,2°, P. 46 mkr. glm. rglm. Atm. 12 cost.-abd. App. mäßig. Ma./Mi. 100/59. Ampl. 41. Anakroter Teil 100—81 gleich dem katakroten 81—59. Therapie: Streptokokken-Antivirus 100,0; H_2O_2-Spülung.

17. Mess. 30. IX. 1930, 16 Uhr 30 Min.: T. 39,1°, P. 44 mkr. glm. rglm. Atm. 14 cost.-abd. App. mäßig. Ma./Mi. 115/74. Ampl. 41. Anakroter Teil 115—95 gleich dem katakroten 95—74.

18. Mess. 1. X. 1930, 11 Uhr: T. 37,9°, P. 48 mkr. glm. rglm. Atm. 12 cost.-abd. App. gut. Ma./Mi. 120/78. Ampl. 42. Anakroter Teil 120—95 länger als der katakrote Teil 95—78. Befinden gut.

Ma.-Mi.-Ampl.-Durchschnittswerte: 104, 76, 35 mm Hg.

Am 9. X. 1930 geheilt entlassen.

Fall 2. Wallach, etwa 10 Jahre alt, Kaltblut, Nährzustand mäßig.

Aufnahmebefund: Seit 2 Tagen krank, frißt schlecht, Gang schwankend, P. 60 mkr. glm. rglm., Conj. rosa, Pulmo o. B., Nasenausfluß serös. Therapie: H.V.U.A.-Druseserum 300,0 i.v., Drusevaccine 10,0 s.c.

1. Mess. 27. IX. 1930, 16 Uhr 30 Min.: T. 39,0°, P. 46 mittelschwach glm. rglm. Atm. 12 cost.-abd. App. schlecht. Ma./Mi. 100/60. Ampl. 40. Anakroter Teil 100—91 kurz, katakroter 91—60 lang. Siehe Abb. 2, 1.

2. Mess. 28. IX. 1930, 11 Uhr: T. 40,4°, P. 48 mkr. glm. rgl. Atm. 12 cost.-abd. App. schlecht. Ma./Mi. 117/79. Ampl. 38. Anakroter Teil 117—100 kurz, katakroter 100—79 lang. Siehe Abb. 2, 2. Therapie: H.V.U.A.-Druseserum 300,0 i.v.

3. Mess. 28. IX. 1930, 16 Uhr 30 Min.: T. 39,7°, P. 52 mkr. glm. rglm. Atm. 12 cost.-abd. App. schlecht. Ma./Mi. 111/68. Ampl. 33. Anakroter Teil 111—93, kürzer als der katakrote 93—68. Siehe Abb. 2, 3.

4. Mess. 29. IX. 1930, 11 Uhr: T. 39,3°, P. 52 mkr. glm. rglm. Atm. 10 cost.-abd. App. mäßig. Ma./Mi. 109/57. Ampl. 52. Anakroter Teil 109—91 kurz, katakroter 91—57 lang. Befinden unverändert.

5. Mess. 29. IX. 1930, 16 Uhr 30 Min.: T. 39,6°, P. 52 mkr. glm. rglm. Atm. 12 cost.-abd. App. mäßig. Ma./Mi. 108/62. Ampl. 46. Anakroter Teil 108—91 kurz, katakroter 91—62 lang. Siehe Abb. 2, 4.

6. Mess. 30. IX. 1930, 16 Uhr 30 Min.: T. 39,6°, P. 50 mkr. glm. rglm. Atm. 10 cost.-abd. App. ziemlich gut. Ma./Mi. 122/65. Ampl. 57. Anakroter Teil 122—96 länger als der katakrote 96—65.

7. Mess. 2. X. 1930, 11 Uhr: T. 39,0°, P. 48 mkr. glm. rglm. Atm. 12 cost.-abd. App. gut. Ma./Mi. 124/64. Ampl. 60. Anakroter Teil 124—100 kürzer als der katakrote 100—64. Therapie: Absceß spalten, Streptokokk.-Antivirus, H_2O_2-Spülung.

8. Mess. 2. X. 1930, 16 Uhr 30 Min.: T. 39,0°, P. 52 mkr. unglm. unrglm. Atm. 12 cost.-abd. App. gut. Ma./Mi. 122/72. Ampl. 50. Anakroter Teil 122—101 kurz, katakroter 101—72 lang. Es besteht Herzarhythmie. Siehe Abb. 2, 5.

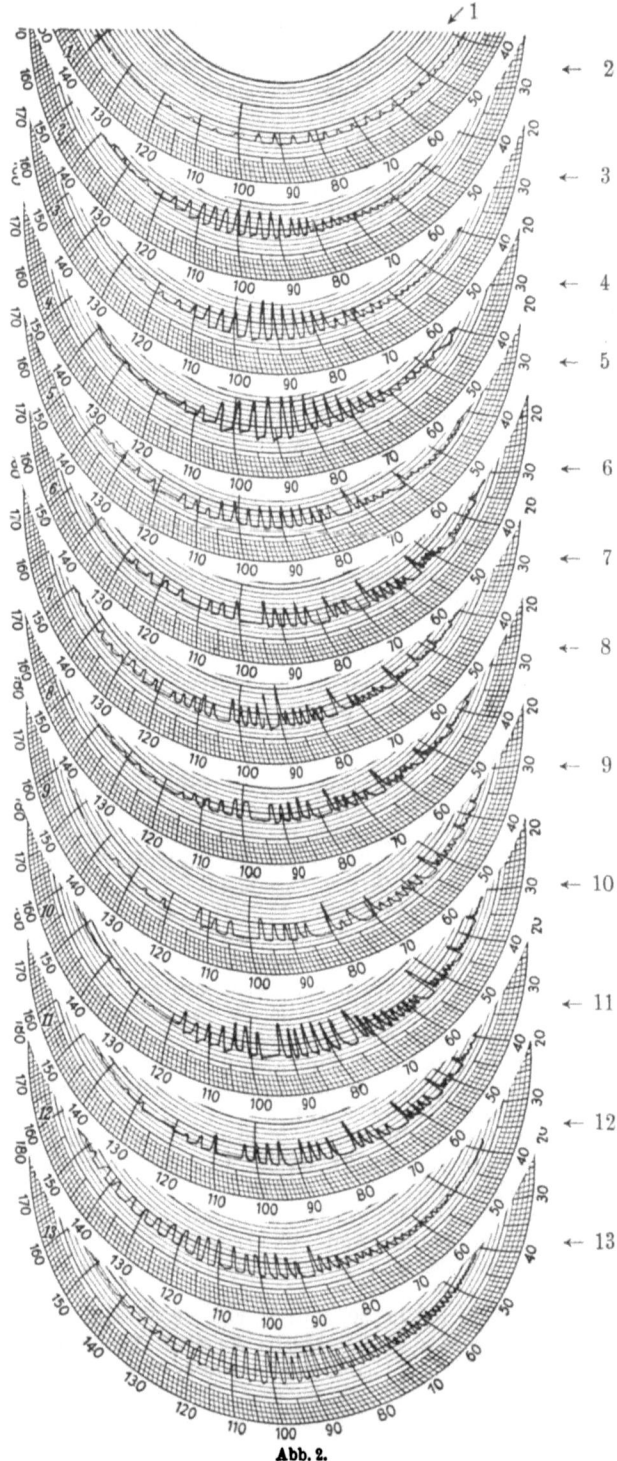

Abb. 2.

9. Mess. 3. X. 1930, 16 Uhr 30 Min.: T. 39,0°, P. 56 mkr. unglm. unrglm. Atm. 12 cost.-abd. App. gut. Ma./Mi. 103/61. Ampl. 38. Anakroter Teil 103—80, fast gleich dem katakroten 80—61.

10. Mess. 4. X. 1930, 11 Uhr: T. 39,2°, P. 56 mkr. unglm. unrglm. Atm. 12 cost.-abd. App. gut. Ma./Mi. 127/45. Ampl. 82. Anakroter Teil 127—94 kurz, katakroter 94—45 lang. Deutliche Herzarrhythmie. Siehe Abb. 2, 6.

11. Mess. 4. X. 1930, 16 Uhr 30 Min.: T. 39,9°, P. 52 mkr. unglm. unrglm. Atm. 10 cost.-abd. App. gut. Ma./Mi. 137/55. Ampl. 82. Anakroter Teil 137—90 lang, katakroter 90—55 kurz. Siehe Abb. 2, 7.

12. Mess. 5. X. 1930, 11 Uhr: T. 38,7°, P. 46 mkr. unglm. unrglm. Atm. 12 cost.-abd. App. mäßig. Ma./Mi. 112/53. Ampl. 59. Anakroter Teil 112—76, länger als der katakrote 76—53. Therapie: H_2O_2-Spülung. Siehe Abb. 2, 8.

13. Mess. 6. X. 1930, 11 Uhr: T. 38,7°, P. 48 mkr. unglm. unrglm. Atm. 10 cost.-abd. App. mäßig. Ma./Mi. 124/66. Ampl. 58. Anakroter Teil 124—101, kürzer als der katakrote 101—66. Herzarrhythmie besteht weiter.

14. Mess. 6. X. 1930, 16 Uhr 30 Min.: T. 39,5°, P. 46 mkr. unglm., unrglm. Atm. 10 cost.-abd. App. mäßig. Ma./Mi. 112/52. Ampl. 60. Anakroter Teil 112—80 fast gleich dem katakroten 80—52. Therapie: Absceß spalten. Siehe Abb. 2, 9.

15. Mess. 7. X. 1930, 11 Uhr: T. 39,1°, P. 44 mkr. unglm. unrglm. Atm. 10 cost.-abd. App. gut. Ma./Mi. 114/62. Ampl. 52. Anakroter Teil 114—92, kürzer als der katakrote 92—62.

16. Mess. 7. X. 1930, 16 Uhr 30 Min.: T. 39,4°, P. 42 mkr. unglm. unrglm. Atm. 10 cost.-abd. App. gut. Ma./Mi. 117/54. Ampl. 63. Anakroter Teil 117—93, kürzer als der katakrote 93—54. Therapie: H.V.U.A.-Serum 300,0 i.v. Siehe Abb. 2, 10.

17. Mess. 8. X. 1930, 16 Uhr 30 Min.: T. 39,4°, P. 44 mkr. unglm. unrglm. Atm. 10 cost.-abd. App. gut. Ma./Mi. 105/57. Ampl. 48. Anakroter Teil 105—84, fast gleich dem katakroten 84—57.

18. Mess. 9. X. 1930, 11 Uhr: T. 38,9°, P. 44 mkr. unglm. unrglm. Atm. 10 cost.-abd. App. gut. Ma./Mi. 118/66. Ampl. 52. Anakroter Teil 118—106 kurz, katakroter 106—66 lang. Therapie: H.V.U.A.-Druseserum 200,0 i.v.; Ungt. cinereum zum Einreiben der oberen Halslymphknoten.

19. Mess. 9. X. 1930, 16 Uhr 30 Min.: T. 39,7°, P. 48 mkr. unglm. unrglm. Atm. 10 cost. abd. App. gut. Ma./Mi. 115/69. Ampl. 46. Anakroter Teil 115—97, kürzer als der katakrote 97—69.

20. Mess. 10. X. 1930, 11 Uhr: T. 39,4°, P. 46 mkr. unglm. unrglm. Atm. 10 cost.-abd. App. gut. Ma./Mi. 118/65. Ampl. 53. Anakroter Teil 118—96, kürzer als der katakrote 96—65. Herzarrhythmie besteht weiter.

21. Mess. 10. X. 1930, 16 Uhr 30 Min.: T. 38,5°, P. 48 mkr. unglm. unrglm. Atm. 10 cost. abd. App. gut. Ma./Mi. 117/45. Ampl. 72. Anakroter Teil 113—75 lang, katakroter 75—45 kurz. Therapie: Ephedralin 6,0 s.c. Siehe Abb. 2, 11.

22. Mess. 11. X. 1930, 16 Uhr 30 Min.: T. 38,8°, P. 46 mkr. unglm. unrglm. Atm. 10 cost.-abd. App. gut. Ma./Mi. 125/54. Ampl. 69. Anakroter Teil 125—95, kürzer als der katakrote 95—54. Therapie: Ephedralin 6,0 s.c.

23. Mess. 13. X. 1930, 11 Uhr: T. 39,3°, P. 46 mkr. unglm. unrglm. Atm. 10 cost.-abd. App. gut. Ma./Mi. 114/68. Ampl. 46. Anakroter Teil 114—95 kurz, katakroter 95—68 lang. Therapie: Absceß spalten; Ephedralin 6,0 s.c.

24. Mess. 13. X. 1930, 16 Uhr 30 Min.: T. 39,7°, P. 48 mkr. glm. rglm. Atm. 8 cost.-abd. App. gut. Ma./Mi. 140/67. Ampl. 73. Anakroter Teil 140—128 kurz, katakroter 128—67 lang.

25. Mess. 14. X. 1930, 11 Uhr: T. 39,0°, P. 48 mkr. glm. rglm. Atm. 8 cost-abd. App. gut. Ma./Mi. 132/71. Ampl. 61. Anakroter Teil 132—101 gleich dem katakroten 101—71.

26. Mess. 14. X. 1930, 16 Uhr 30 Min.: T. 38,9°, P. 50 mkr. glm. rglm. Atm. 8 cost.-abd. App. gut. Ma./Mi. 146/77. Ampl. 69. Anakroter Teil 146—110, länger als der katakrote 110—77. Siehe Abb. 2, 12.

27. Mess. 15. X. 1930, 11 Uhr: T. 38,4°, P. 48 mkr. glm. rglm. Atm. 8 cost.-abd. App. gut. Ma./Mi. 135/85. Ampl. 50. Anakroter Teil 135—104, länger als der katakrote 104—85.

28. Mess. 15. X. 1930, 16 Uhr 30 Min.: T. 38,4°, P. 48 mkr. glm. rglm. Atm. 8 cost.-abd. App. gut. Ma./Mi. 132/69. Ampl. 63. Anakroter Teil 132—97 lang, katakroter Abschnitt 97—69 kurz.

Ma.-Mi.-Ampl.-Durchschnittswerte: 153, 64, 52.
Am 20. X. 1930 geheilt entlassen.

Fall 3. Stute, $4^1/_2$ Jahre, Kaltblut. Nährzustand gut.

Aufnahmebefund: Seit 8 Tagen krank, Husten, Kehlgang diffus geschwollen.

1. Mess. 15. IV. 1931, 11 Uhr: T. 40,2°, P. 58 mkr. glm. rglm. Atm. 16 cost.-abd. App. schlecht. Ma./Mi. 105/48. Ampl. 57. Anakroter Teil 105—78 kurz, katakroter 78—48 lang. Therapie: H.V.U.A.-Druseserum 300,0 i.v.

2. Mess. 15. IV. 1931, 16 Uhr 30 Min.: T. 39,9°, P. 48 kr. glm. rglm. Atm. 12 cost.-abd. App. schlecht. Ma./Mi. 115/48. Ampl. 67. Anakroter Teil 115—90 kurz, katakroter 90—48 lang.

3. Mess. 16. IV. 1931, 11 Uhr: T. 39,8°, P. 50 mkr. glm. rglm. Atm. 10 cost.-abd. App. mäßig. Ma./Mi. 122/59. Ampl. 63. Anakroter Teil 122—80, länger als der katakrote 80—59. Therapie: H.V.U.A.-Druseserum 300,0 i.v.

4. Mess. 16. IV. 1931, 16 Uhr 30 Min.: T. 39,3°, P. 46 mkr. glm. rglm. Atm. 14 cost.-abd. App. mäßig. Ma./Mi. 118/65. Ampl. 53. Anakroter Teil 118—91, länger als der katakrote 91—65. Nasenausfluß eitrig-schleimig.

5. Mess. 17. IV. 1931, 11 Uhr: T. 39,2°, P. 44 mkr. glm. rglm. Atm. 14 cost.-abd. App. mäßig. Ma./Mi. 118/43. Ampl. 75. Anakroter Teil 118—90, kürzer als der katakrote 90—43. Therapie: Absceß spalten; Streptokok.-Antivirusberieselung.

6. Mess. 17. IV. 1931, 16 Uhr 30 Min.: T. 38,7°, P. 44 mkr. glm. rglm. Atm. 14 cost.-abd. App. mäßig. Ma./Mi. 104/50. Ampl. 54. Anakroter Teil 104—78, fast gleich dem katakroten 78—50.

7. Mess. 18. IV. 1931, 11 Uhr: T. 38,8°, P. 44 mkr. glm. rglm. Atm. 14 cost.-abd. App. gut. Ma./Mi. 118/53. Ampl. 65. Anakroter Teil 118—83, länger als der katakrote 83—53. Therapie: Streptokok.-Antivirusberieselung.

8. Mess. 18. IV. 1931, 16 Uhr 30 Min.: T. 39,1°, P. 44 mkr. glm. rglm. Atm. 14 cost.-abd. App. gut. Ma./Mi. 112/56. Ampl. 56. Anakroter Teil 112—83, länger als der katakrote 83—56. Geringer, seröser Nasenausfluß.

9. Mess. 19. IV. 1931, 11 Uhr: T. 38,3°, P. 46 mkr. glm. rglm. Atm. 16 cost.-abd. App. gut. Ma./Mi. 114/52. Ampl. 62. Anakroter Teil 114—80, länger als der katakrote 80—52.

Ma.-Mi.-Ampl.-Durchschnittswerte: 114, 52, 62.
Am 27. IV. 1931 geheilt entlassen.

Ergebnisse. Die Maximalwerte schwanken zwischen 90 und 140 mm Hg, die Minimalwerte zwischen 43 und 95 mm Hg; ebenso variabel sind die Amplitudenwerte, die zwischen 21 und 75 mm Hg sich bewegen. Die Durchschnittswerte von Ma.-Mi. und Amplitude sind bei den 3 Patienten 123, 64, 49. Gleichbleibend sind auch bei diesen Versuchen die Verschiebungen der höchsten Oszillationen nach rechts und Verkürzung des anakroten Abschnittes bei eintretender Besserung, die zu Beginn der Krankheit und bei schlechtem Befinden des Patienten im kurzen, anakroten Teil der Kurve lagen. Bei Eiterbildungen, kleinen Operationen, wie Absceß spalten, ist ein deutliches Steigen des Blutdruckes zu bemerken.

Aus dem Fall 2 sind die einzelnen Krankheitsphasen gut ersichtlich. Abb. 2, 1—4 zeigt deutlich einen kurzen, anakroten und langen katakroten Teil bei schlechtem, klinischem Befund. Das Kräftigerwerden des Pulses äußert sich durch Größerwerden der Oszillationen. Das sprunghafte Ansteigen der Oszillationen ist dabei noch deutlich sichtbar. Abb. 2, 5 zeigt bei kurzem, anakrotem Abschnitt von 122—101 auftretende Pulsarrhythmien, die ganz ungleichmäßig sind. Der Puls ist etwas schwächer geworden und zeigt neben einer gewissen Ungleichmäßigkeit eine Unregelmäßigkeit. Befinden ist schlecht. In der Folgezeit bleibt die Arrhythmie bestehen. In Abb. 2, 6 hat sich eine größere Gleichmäßigkeit der Arrhythmie gebildet, wobei auffällt, daß die erste Zacke nach der Intermittenz immer größer ist als die folgenden Oszillationen. In Abb. 2, 7 hat sich das Verhältnis der Intermittenz wenig verändert. Der anakrote Abschnitt ist aber länger geworden von 137 bis 90 mm Hg. Am nächsten Tage trat der erwartete Temperaturabfall auf 38,7 ein. In Abb. 2, 8 ist die Arrhythmie fast regelmäßig. Jeder 6. oder 7. Puls setzt aus. Die Anfangszacken nach der Intermittenz sind noch größer als die folgenden. Der anakrote Abschnitt ist im Vergleich zum Vortag wieder kürzer geworden. Am nächsten Tag ein Fieberanstieg auf 39,5. Abb. 2,9 zeigt eine größere Unregelmäßigkeit der Arrhythmien. Der anakrote und katakrote Teil sind fast gleich lang. Abb. 2, 10 zeigt bei kurzem, anakrotem Abschnitt wieder eine größere Regelmäßigkeit der Intermittenzen. In Abb. 2, 11 sieht man eine Verlängerung des anakroten Teiles von 117—75 mm Hg. Die Arrhythmien sind noch regelmäßiger geworden. Jeder 5. bis 6. Puls fällt aus. Abb. 2, 12 Verlängerung des anakroten Abschnittes, Seltenwerden der Arrhythmien bei noch bestehendem Fieber. Abb. 2, 13: Patient ist fieberfrei; Arrhythmien fehlen; der anakrote Teil 132—97 ist länger als der katakrote von 97—69 mm Hg.

III. Brüsseler Krankheit.

Fall 1. Wallach, etwa 6 Jahre, Kaltblut, Nährzustand gut.

Aufnahmebefund: Seit mehreren Tagen krank, Husten, Nasenausfluß beiderseits, frißt schlecht, Pulmo o. B.

1. Mess. 21. II. 1931, 11 Uhr: T. 40,1°, P. 54 mkr. glm. rglm. Atm. 24 cost.-abd. leicht angestrengt. App. mäßig. Ma./Mi. 90/45. Ampl. 45. Anakroter Teil 90—70 kurz, katakroter 70—45 lang. Therapie: H.V.U.A.-Druseserum 300,0 i.v., Drusevaccine 10,0 s.c.

2. Mess. 21. II. 1931, 16 Uhr 30 Min.: T. 40,5°, P. 60 mkr. glm. rglm. Atm. 22 cost.-abd. App. mäßig. Ma./Mi. 91/61. Ampl. 30. Anakroter Teil 91—80 kurz, katakroter 80—61 lang.

3. Mess. 22. II. 1931, 11 Uhr: T. 40,1°, P. 56 mkr. glm. rglm. Atm. 22 cost.-abd. App. mäßig. Ma./Mi. 93/52. Ampl. 41. Anakroter Teil 93—77 kurz, katakroter 77—52 lang. Therapie: H.V.U.A.-Druseserum 200,0 i.v.

4. Mess. 22. II. 1931, 16 Uhr 30 Min.: T. 39,9°, P. 60 mkr. glm. rglm. Atm. 20 cost.-abd. App. besser. Ma./Mi. 98/63. Ampl. 35. Anakroter Teil 98—84 kurz, katakroter 84—63 lang. Befinden: Pharynx, Larynx empfindlich. Auskultation: Giemen, Husten häufig. Therapie: Neosalvarsan 4,5 i.v.

5. Mess. 23. II. 1931, 11 Uhr: T. 39,5°, P. 52 mkr. glm. rglm. Atm. 20 cost.-abd. App. gut. Ma./Mi. 98/47. Ampl. 51. Anakroter Teil 98—75 kurz, katakroter 75—47 lang. Nasenausfluß schleimig, eitrig.

6. Mess. 25. II. 1931, 11 Uhr: T. 39,9°, P. 52 mkr. glm. rglm. Atm. 24 cost.-abd. App. gut. Ma./Mi. 99/44. Ampl. 55. Anakroter Teil 99—75 kurz, katakroter 75—44 lang. Therapie: Introcid 10,0 i.v.

7. Mess. 27. II. 1931, 11 Uhr: T. 39,6°, P. 54 mkr. glm. rglm. Atm. 18 cost.-abd. App. gut. Ma./Mi. 105/48. Ampl. 57. Anakroter Teil 105—81 kurz, katakroter 81—48 lang.

8. Mess. 27. II. 1931, 16 Uhr 30 Min.: T. 39,9°, P. 52 mkr. glm. rglm. Atm. 18 cost.-abd. App. gut. Ma./Mi. 120/63. Ampl. 57. Anakroter Teil 120—95 kurz, katakroter 95—63 lang.

9. Mess. 28. II. 1931, 11 Uhr: T. 39,0°, P. 54 mkr. glm. rglm. Atm. 16 cost.-abd. App. gut. Ma./Mi. 99/56. Ampl. 43. Anakroter Teil 99—78, fast gleich dem katakroten 78—56.

10 Mess. 28. II. 1931, 16 Uhr 30 Min.: T. 39,7°, P. 52 mkr. glm. rglm. Atm. 16 cost.-abd. App. gut. Ma./Mi. 114/54. Ampl. 60. Anakroter Teil 114—80, länger als der katakrote 80—54.

11. Mess. 1. III. 1931, 11 Uhr: T. 38,3°, P. 52 mkr. glm. rglm. Atm. 14 cost.-abd. App. gut. Ma./Mi. 105/47. Ampl. 58. Anakroter Teil 105—69 lang, katakroter 69—47 kurz.

Ma.-Mi.-Ampl.-Durchschnittswerte: 101, 52, 48 mm Hg.

Am 11. III. 1931 geheilt entlassen.

Fall 2. Wallach, etwa 6 Jahre, Kaltblut, Nährzustand gut.

Aufnahmebefund: Aus der Chirurgischen Klinik, wo Patient zur Behandlung von Hufkrebs an allen 4 Beinen eingestellt war, überwiesen. T. 41,6°, Nasenausfluß, Husten feucht, spontan. Therapie (Chirurgische Klinik): Neosalvarsan 4,5 i.v.

1. Mess. 20. XI. 1930, 16 Uhr 30 Min.: T. 41,2°, P. 96 mkr. glm. rglm. Atm. 60 cost.-abd. angestrengt. App. schlecht. Ma./Mi. 82/41. Ampl. 41. Anakroter Teil 82—64 kurz, katakroter 64—41 lang. Therapie: Ephedralin 9,0 s.c.

2. Mess. 21. XI. 1930, 11 Uhr: T. 40,4°, P. 72 mkr. glm. rglm. Atm. 48 cost.-abd. App. schlecht. Ma./Mi. 116/50. Ampl. 66. Anakroter Teil 116—85 kurz, katakroter 85—50 lang. Therapie: Cardiazol 10,0 s.c. H.V.U.A.-Druseserum 300,0 i.v. Ephedralin 6,0 s.c. Streptokok.-Antivirusberieselung des Pharynx, Prießnitz-Umschlag.

3. Mess. 21. XI. 1930, 16 Uhr 30 Min.: T. 40,7°, P. 68 mkr. glm. rglm. Atm. 5C, cost.-abd. App. mäßig. Ma./Mi. 122/51. Ampl. 71. Anakroter Teil 122—88 kurz, katakroter 88—51 lang.

4. Mess. 22. XI. 1930, 11 Uhr: T. 39,7°, P. 60 mkr. glm. rglm. Atm. 42 cost.-abd. App. gut. Ma./Mi. 110/46. Ampl. 64. Anakroter Teil 110—88 kurz, katakroter 88—46 lang. Therapie: H.V.U.A.-Druseserum 200,0 i.v. Ephedralin 6,0 s.c.

5. Mess. 23. XI. 1930, 11 Uhr: T. 38,9°, P. 54 mkr. glm. rglm. Atm. 28 cost.-abd. App. gut. Ma./Mi. 110/46. Ampl. 64. Anakroter Teil 110—75, länger als der katakrote 75—46.

Über den Blutdruck bei über 39 Grad Celsius fiebernden Pferden.

6. Mess. 23. XI. 1930, 16 Uhr 30 Min.: T. 39,5°, P. 52 mkr. glm. rglm. Atm. 34 cost.-abd. App. gut. Ma./Mi. 99/46. Ampl. 53. Anakroter Teil 99—71, länger als der katakrote 71—46.
7. Mess. 24. XI. 1930, 11 Uhr: T. 38,8°, P. 56 mkr. glm. rglm. Atm. 48, cost.-abd. App. gut. Ma./Mi. 93/36. Ampl. 57. Anakroter Teil 93—61 länger als der katakrote 61—36.
8. Mess. 24. XI. 1930, 16 Uhr 30 Min.: T. 38,9°, P. 52 mkr. glm. rglm. Atm. 46 cost.-abd. App. gut. Ma./Mi. 104/49. Ampl. 55. Anakroter Teil 104—73 lang, katakroter 73—49 kurz.
9. Mess. 25. XI. 1930, 11 Uhr: T. 38,8°, P. 52 mkr. glm. rglm. Atm. 28 cost.-abd. App. gut. Ma./Mi. 92/39. Ampl. 53. Anakroter Teil 92—64 lang, katakroter 64—39 kurz. Nasenausfluß nur gering.
10. Mess. 25. XI. 1930, 16 Uhr 30 Min.: T. 38,4°, P. 52 mkr. glm. rglm. Atm. 26 cost.-abd. App. gut. Ma./Mi. 101/38. Ampl. 63. Anakroter Teil 101—61 lang, katakroter 61—38 kurz.

Ma.-Mi.-Ampl.-Durchschnittswerte: 102, 44, 58.
Am 16. XII. 1930 geheilt entlassen.

Fall 3. Wallach, etwa 8 Jahre, Kaltblut, Nährzustand gut.

Aufnahmebefund: Seit 3 Tagen Husten, beiderseits eitrigen Nasenausfluß. Conj. leicht ikterisch. Therapie: H.V.U.A.-Druseserum 300,0 i.v. Drusevaccine 10,0 s.c.

1. Mess. 11. IV. 1931, 11 Uhr: T. 39,5°, P. 54 mkr. glm. rglm. Atm. 16 cost.-abd. App. mäßig. Ma./Mi. 120/64. Ampl. 56. Anakroter Teil 120—94 kurz, katakroter 94—64 lang.
2. Mess. 11. IV. 1931, 16 Uhr 30 Min.: T. 39,7°, P. 56 mkr. unglm. rglm. Atm. 16 cost.-abd. App. mäßig. Ma./Mi. 78/39. Ampl. 39. Anakroter Teil 78—65 kurz, katakroter Teil 65—39 lang.
3. Mess. 12. IV. 1931, 11 Uhr: T. 39,3°, P. 48 mkr. unglm. rglm. Atm. 14 cost.-abd. App. gut. Ma./Mi. 115/61. Ampl. 54. Anakroter Teil 115—98 kurz, katakroter 98—61 lang. Therapie: H.V.U.A.-Druseserum 300,0 i.v.
4. Mess. 13. IV. 1931, 16 Uhr 30 Min.: T. 39,2°, P. 40 mkr. unglm. unrglm. Atm. 12 cost.-abd. App. gut. Ma./Mi. 122/60. Ampl. 62. Anakroter Teil 122—101 kurz, katakroter 101—60 lang. Nasenausfluß schleimig-eitrig.
5. Mess. 14. IV. 1931, 11 Uhr: T. 39,1°, P. 48 mkr. unglm. rglm. Atm. 10 cost.-abd. App. gut. Ma./Mi. 110/60. Ampl. 50. Anakroter Teil 110—93 kurz, katakroter 93—60 lang. Therapie: H.V.U.A.-Druseserum 300,0 i.v.
6. Mess. 14. IV. 1931, 16 Uhr 30 Min.: T. 39,4°, P. 52 mkr. unglm. rglm. Atm. 10 cost.-abd. App. gut. Ma./Mi. 112/44. Ampl. 74. Anakroter Teil 112—100 kurz, katakroter 100—44 lang. Therapie: H.V.U.A.-Druseserum 300,0 i.v.
7. Mess. 15. IV. 1931, 11 Uhr: T. 39,4°, P. 60 mkr. unglm. unrglm. Atm. 24 cost.-abd. App. gut. Ma./Mi. 134/56. Ampl. 78. Anakroter Teil 134—94 fast gleich dem katakroten 94—56. Pharynx empfindlich, Nasenausfluß. Therapie: Chinosol 3,0 in 250,0 H_2O i.v. Ephedralin 6,0 s.c.
8. Mess. 15. IV. 1931, 16 Uhr 30 Min.: T. 40,1°, P. 56 mkr. unglm. unrglm. Atm. 12 cost.-abd. App. gut. Ma./Mi. 124/46. Ampl. 78. Anakroter Teil 124—75 lang, katakroter 75—46 kurz.
9. Mess. 16. IV. 1931, 11 Uhr: T. 38,8°, P. 52 mkr. unglm. unrglm. Atm. 16 cost.-abd. App. gut. Ma./Mi. 104/40. Ampl. 64. Anakroter Teil 104—72 gleich dem katakroten 72—40. Nasenausfluß eitrig, Husten spontan. Therapie: Ephedralin 6,0 s.c.

10. Mess. 16. IV. 1931, 16 Uhr 30 Min.: T. 39,4°, P. 52 mkr. unglm. unrglm. Atm. 14 cost.-abd. App. gut. Ma./Mi. 107/51. Ampl. 56. Anakroter Teil 107—69 lang, katakroter 69—51 kurz.

11. Mess. 17. IV. 1931, 11 Uhr: T. 39,0°, P. 48 mkr. unglm. unrglm. Atm. 12 cost.-abd. App. gut. Ma./Mi. 98/38. Ampl. 60. Anakroter Teil 98—68 fast gleich dem katakroten 68—38.

12. Mess. 17. IV. 1931, 16 Uhr 30 Min.: T. 39,0°, P. 50 mkr. unglm. unrglm. Atm. 12 cost.-abd. App. gut. Ma./Mi. 130/54. Ampl. 76. Anakroter Teil 130—78 lang, katakroter 78—54 kurz.

13. Mess. 18. IV. 1931, 11 Uhr: T. 38,7°, P. 48 mkr. unglm. unrglm. Atm. 12 cost.-abd. App. gut. Ma./Mi. 104/51. Ampl. 53. Anakroter Teil 104—75 lang, katakroter 75—51 kurz. Nasenausfluß gering.

14. Mess. 19. IV. 1931, 11 Uhr: T. 38,4°, P. 48 mkr. unglm. unrglm. Atm. 12 cost.-abd. App. gut. Ma./Mi. 98/40. Ampl. 58. Anakroter Teil 98—61 lang, katakroter 61—40 kurz.

Ma.-Mi.-Ampl.-Durchschnittswerte: 111, 57, 64.

Am 16. V. 1931 geheilt aus der Klinik entlassen.

Ergebnisse: Die Gesamtdurchschnittswerte der 3 Patienten sind für das Ma.-Mi. und Ampl. 104, 51, 53. Bei den 3 Patienten liegen im Verlauf der Krankheit die Werte für das Maximum zwischen 82 und 134, für das Minimum zwischen 36 und 64 mm Hg. Die Amplitudenwerte schwanken zwischen 30 und 78 mm Hg. Auch bei diesen Versuchen bestätigt sich, daß bei eintretender Besserung eine Abwanderung der höchsten Oszillationen im anfangs kurzen, anakroten Abschnitt nach dem katakroten Teil erfolgt, so daß man nach Abklingen der Krankheit einen langen, anakroten und einen kurzen, katakroten Abschnitt hat.

IV. Laryngo-Pharyngitis.

Fall 1. Wallach, etwa 5—6 Jahre, Warmblut, Nährzustand gut.

Aufnahmebefund: P. 44 mkr. Husten spontan, feucht, angestrengt, Nasenausfluß schleimig, Conj. rosarot, Larynx, Pharynx empfindlich, Auskultation: bilateral vesikuläres Atmen. Perkussion: bilateral lauter Schall.

1. Mess. 12. VIII. 1931, 16 Uhr 30 Min.: T. 39,0°, P. 46 mkr. glm. rglm. Atm. 16 cost.-abd. App. gut. Ma./Mi. 116/48. Ampl. 68. Anakroter Teil 116—90 kurz, katakroter 90—48 lang. Therapie: H.V.U.A.-Druseserum 300,0 i.v. Drusevaccine 10,0 s.c.

2. Mess. 13. VIII. 1931, 16 Uhr 30 Min.: T. 39,7°, P. 60 mittelschwach glm. rglm. Atm. 20 cost.-abd. App. mäßig. Ma./Mi. 104/57. Ampl. 47. Anakroter Teil 104—81 gleich dem katakroten 81—57. Therapie: H.V.U.A.-Druseserum 200,0 i.v. Danach shockartige Erscheinungen. Laryngoskopischer Befund: Pharynx hochgerötet, neben der Epiglottis Schleim und Eiter; Patient regurgitiert.

3. Mess. 14. VIII. 1931, 11 Uhr: T. 37,7°, P. 50 mkr. glm. rglm. Atm. 18 cost.-abd. App. schlecht. Ma./Mi. 107/49. Ampl. 58. Anakroter Teil 107—79 kurz, katakroter 79—49 lang. Therapie: H.V.U.A.-Druseserum 100,0 i.v.

4. Mess. 14. VIII. 1931, 16 Uhr 30 Min.: T. 38,7°, P. 48 mkr. glm. rglm. Atm. 18 cost.-abd. App. schlecht. Ma./Mi. 110/36. Ampl. 74. Anakroter Teil 110—72 gleich dem Katakroten 72—36. Therapie: Drusekappe.

Über den Blutdruck bei über 39 Grad Celsius fiebernden Pferden. 19

5. Mess. 15. VIII. 1931, 11 Uhr: T. 38,1°, P. 42 mkr. glm. rglm. Atm. 16 cost.-abd. App. schlecht. Ma./Mi. 110/49. Ampl. 61. Anakroter Teil 110—80 gleich dem katakroten 80—49.
6. Mess. 15. VIII. 1931, 16 Uhr 30 Min.: T. 38,9°, P. 42 mkr. glm. rglm. Atm. 16 cost.-abd. App. mäßig. Ma./Mi. 120/40. Ampl. 80. Anakroter Teil 120—80 gleich dem katakroten 80—40.
7. Mess. 16. VIII. 1931, 11 Uhr: T. 38,3°, P. 44 mkr. glm. rglm. Atm. 16 cost.-abd. App. gut. Ma./Mi. 116/46. Ampl. 70. Anakroter Teil 116—81 gleich dem katakroten 81—46.
8. Mess. 30. VIII. 1931, 11 Uhr: T. 39,5°, P. 48 mkr. glm. rglm. Atm. 20 cost.-abd. App. schlecht. Ma./Mi. 105/29. Ampl. 76. Anakroter Teil 105—63 lang, katakroter 63—29 kurz. Therapie: Lugolspülung.
9. Mess. 30. VIII. 1931, 16 Uhr 30 Min.: T. 39,0°, P. 46 mkr. glm. rglm. Atm. 16 cost.-abd. App. schlecht. Ma./Mi. 103/35. Ampl. 68. Anakroter Teil 113—67 lang, katakroter 67—35 kurz.
10. Mess. 31. VIII. 1931, 16 Uhr 30 Min.: T. 40,4°, P. 48 mkr. glm. rglm. Atm. 14 cost.-abd. App. mäßig. Ma./Mi. 117/43. Ampl. 74. Anakroter Teil 117—84 kurz, katakroter 84—43 lang. Therapie: Einreibung mit Spiritus Sinapis. Wegen Unleidlichkeit waren weitere Messungen unmöglich.

Ma.-Mi.-Ampl.-Durchschnittswerte: 110, 43, 67.

Am 9. IX. 1931 geheilt entlassen.

Fall 2. Wallach, etwa 7 Jahre, Warmblut, Nährzustand gut.

Aufnahmebefund: Husten spontan, frißt schlecht, P. 60 kr. Conj. ikterisch. Pharynx, Larynx schmerzhaft. Pulmo o. B.

1. Mess. 29. VIII. 1931, 11 Uhr: T. 39,9°, P. 64 mkr. glm. rglm. Atm. 14 cost.-abd. App. schlecht. Ma./Mi. 107/56. Ampl. 51. Anakroter Teil 107—89 kurz, katakroter 89—56 lang. Therapie: Introcid 10,0 i.v. Lugolspülung, Einreibungen mit Ungt. camphorat.; Expectorans 3 mal täglich ein Eßlöffel.
2. Mess. 29. VIII. 1931, 16 Uhr 30 Min.: T. 40,4°, P. 52 mittelschwach, glm. rglm. Atm. 14 cost.-abd. App. schlecht. Ma./Mi. 95/47. Ampl. 48. Anakroter Teil 95—80 kurz, katakroter 80—47 lang.
3. Mess. 30. VIII. 1931, 11 Uhr: T. 38,5°, P. 40 mittelschwach, glm. rglm. Atm. 12 cost.-abd. App. mäßig. Ma./Mi. 76/40. Ampl. 36. Anakroter Teil 76—59 fast gleich dem katakroten 59—40. Patient regurgitiert.
4. Mess. 30. VIII. 1931, 16 Uhr 30 Min.: T. 39,0°, P. 40 mkr. rglm. Atm. 12 cost.-abd. App. mäßig. Ma./Mi. 84/37. Ampl. 47. Anakroter Teil 84—65 kurz, katakroter 65—37 lang. Nasenausfluß eitrig.
5. Mess. 31. VIII. 1931, 11 Uhr: T. 38,4°, P. 40 mkr. glm. rglm. Atm. 12 cost.-abd. App. mäßig. Ma./Mi. 98/54. Ampl. 44. Anakroter Teil 98—89 kurz, katakroter 89—54 lang. Patient regurgitiert, Pulmo o. B.
6. Mess. 31. VIII. 1931, 16 Uhr 30 Min.: T. 39,0°, P. 40 mkr. glm. rglm. Atm. 12 cost.-abd. App. mäßig. Ma./Mi. 90/41. Ampl. 49. Anakroter Teil 90—61 lang, katakroter 61—41 kurz. Geringer, seröser Nasenausfluß.
7. Mess. 1. IX. 1931, 11 Uhr: T. 37,6°, P. 40 mkr. glm. rglm. Atm. 12 cost.-abd. App. gut. Ma./Mi. 90/54. Ampl. 36. Anakroter Teil 90—66 lang, katakroter 66—54 kurz.

Ma.-Mi.-Ampl.-Durchschnittswerte: 91, 46, 45.

Am 14. IX. geheilt entlassen.

Fall 3. Stute, etwa 8—9 Jahre, Kaltblut, Nährzustand gut.

Aufnahmebefund: Husten spontan, rauh, trocken, Conj. rosarot, P. 50 mkr., Pulmo o. B. Therapie: Erst Ol. camphorat. forte, dann Äther und Ol. olivarum $\overline{aa}$ 5,0 i.m.

1. Mess. 6. X. 1931, 11 Uhr: T. 39,1°, P. 46 mkr. glm. rglm. Atm. 18 cost.-abd. App. gut. Ma./Mi. 121/56. Ampl. 65. Anakroter Teil 121—103 kurz, katakroter 103—56 lang. Therapie: Prießnitz-Umschlag.

2. Mess. 6. X. 1931, 16 Uhr 30 Min.: T. 39,3°, P. 48 mkr. glm. rglm. Atm. 20 cost.-abd. App. gut. Ma./Mi. 118/51. Ampl. 67. Anakroter Teil 118—89 kurz, katakroter 89—51 lang.

3. Mess. 7. X. 1931, 16 Uhr 30 Min.: T. 39,4°, P. 72 mkr. unglm. rglm. Atm. 18 cost.-abd. App. gut. Ma./Mi. 124/41. Ampl. 83. Anakroter Teil 124—99 kurz, katakroter 99—41 lang.

4. Mess. 8. X. 1931, 11 Uhr: T. 38,8°, P. 54 mkr. unglm. rglm. Atm. 18 cost.-abd. App. gut. Ma./Mi. 110/61. Ampl. 49. Anakroter Teil 110—88 kurz, katakroter 88—61 lang.

5. Mess. 8. X. 1931, 16 Uhr 30 Min.: T. 39,2°, P. 54 mkr. unglm. rglm. Atm. 18 cost.-abd. App. gut. Ma./Mi. 121/68. Ampl. 53. Anakroter Teil 121—93 gleich dem katakroten 93—68.

6. Mess. 9. X. 1931, 11 Uhr: T. 38,7°, P. 52 mkr. unglm. rglm. Atm. 14 cost-abd. App. gut. Ma./Mi. 114/50. Ampl. 64. Anakroter Teil 114—98 kurz, katakroter 98—50 lang. Husten immer noch trocken, häufig. Therapie: Ephedralin 6,0 s.c.

7. Mess. 9. X. 1931, 16 Uhr 30 Min.: T. 39,1°, P. 48 mkr. unglm. rglm. Atm. 14 cost.-abd. App. gut. Ma./Mi. 115/48. Ampl. 67. Anakroter Teil 115—83 fast gleich dem katakroten 83—48. Nasenausfluß schleimig.

8. Mess. 10. X. 1931, 16 Uhr 30 Min.: T. 38,6°, P. 42 mkr. unglm. rglm. Atm. 12 cost.-abd. App. gut. Ma./Mi. 102/51. Ampl. 51. Anakroter Teil 102—83 kurz, katakroter 83—51 lang. Therapie: Pharynxberieselung mit Lugolscher Lösung. Laryngoskopischer Befund: Kehlkopf stark geschwollen, mit Schleim bedeckt.

9. Mess. 11. X. 1931, 11 Uhr: T. 38,9°, P. 44 mkr. unglm. rglm. Atm. 10 cost.-abd. App. gut. Ma./Mi. 115/50. Ampl. 65. Anakroter Teil 115—87 kurz, katakroter 87—50 lang. Nasenausfluß gering.

10. Mess. 11. X. 1931, 16 Uhr 30 Min.: T. 38,5°, P. 42 mkr. unglm. rglm. Atm. 10 cost.-abd. App. gut. Ma./Mi. 124/55. Ampl. 69. Anakroter Teil 124—100 kurz, katakroter 100—55 lang.

11. Mess. 12.X. 1931, 16 Uhr 30 Min.: T. 37,4°, P. 44 mkr. unglm. rglm. Atm. 10 cost.-abd. App. gut. Ma./Mi. 108/65. Ampl. 43. Anakroter Teil 108—89 fast gleich dem katakroten 89—65. Husten selten.

Ma.-Mi.-Ampl.-Durchschnittswerte: 115, 54, 61.

Am 3. XI. 1931 geheilt entlassen.

Fall 4. Stute, etwa 8 Jahre, Warmblut, Nährzustand gut.

Aufnahmebefund: Husten, frißt schlecht, P. 50 mkr. Conj. leicht ikterisch. Pulmo o. B. Therapie: Neosalvarsan 4,5 i.v., Prießnitz, Ungt. camphorat.

1. Mess. 1. XI. 1930, 11 Uhr: T. 39,8°, P. 52 mkr. glm. rglm. Atm. 30 cost.-abd. angestrengt. App. mäßig. Ma./Mi. 114/65. Ampl. 49. Anakroter Teil 114—94 kurz, katakroter 94—65 lang.

2. Mess. 1. XI. 1930, 16 Uhr 30 Min.: T. 39,5°, P. 56 mkr. glm. rglm. Atm. 28 cost.-abd. App. mäßig. Ma./Mi. 122/74. Ampl. 48. Anakroter Teil 122—103 kurz, katakroter 103—74 lang. Schleimig-eitriger Nasenausfluß.

3. Mess. 2. XI. 1930, 11 Uhr: T. 40,2°, P. 54 mkr. glm. rglm. Atm. 28 cost.-abd. App. gut. Ma./Mi. 123/82. Ampl. 41. Anakroter Teil 123—108 kurz, katakroter 108—82 lang.

4. Mess. 2. XI. 1930, 16 Uhr 30 Min.: T. 40,0°, P. 50 mkr. glm. rglm. Atm. 28 cost.-abd. App. gut. Ma./Mi. 133/86. Ampl. 47. Anakroter Teil 133—120 kurz, katakroter 120—86 lang. Therapie: Ungt. camphorat.

5. Mess. 3. XI. 1930, 11 Uhr: T. 40,2°, P. 54 mkr. glm. rglm. Atm. 32 cost.-abd. App. schlecht. Ma./Mi. 118/77. Ampl. 41. Anakroter Teil 118—101 kurz, katakroter 101—77 lang.

6. Mess. 3. XI. 1930, 16 Uhr 30 Min.: T. 40,2°, P. 60 mkr. glm. rglm. Atm. 30 cost.-abd. App. schlecht. Ma./Mi. 109/80. Ampl. 29. Anakroter Teil 109—98 kurz, katakroter 98—80 lang.

7. Mess. 4. XI. 1930, 11 Uhr: T. 40,3°, P. 56 mkr. glm. rglm. Atm. 28 cost.-abd. App. mäßig. Ma./Mi. 109/78. Ampl. 31. Anakroter Teil 109—94 fast gleich dem katakroten 94—78.

8. Mess. 4. XI. 1930, 16 Uhr 30 Min.: T. 39,7°, P. 50 mkr. glm. rglm. Atm. 28 cost.-abd. App. mäßig. Ma./Mi. 129/89. Ampl. 40. Anakroter Teil 129—120 kurz, katakroter 120—89 lang. Therapie: Antivirusberieselung. Nasenausfluß besteht weiter.

9. Mess. 5. XI. 1930, 16 Uhr 30 Min.: T. 39,7°, P. 54 mkr. glm. rglm. Atm. 20 cost.-abd. App. gut. Ma./Mi. 131/88. Ampl. 43. Anakroter Teil 131—113 kurz, katakroter 113—88 lang.

10. Mess. 6. XI. 1930, 11 Uhr: T. 39,9°, P. 56 mkr. glm. rglm. Atm. 16 cost.-abd. App. gut. Ma./Mi. 117/75. Ampl. 42. Anakroter Teil 117—95 fast gleich dem katakroten 95—75. Therapie: Antivirusberieselung.

11. Mess. 6. XI. 1930, 16 Uhr 30 Min.: T. 39,6°, P. 56 mkr. glm. rglm. Atm. 16 cost.-abd. App. gut. Ma./Mi. 140/94. Ampl. 46. Anakroter Teil 140—122 kurz, katakroter 122—94 lang. Therapie: H.V.U.A.-Druseserum 300,0 i.v. Ephedralin 9,0 s.c. Antivirusberieselung. Zittern über den ganzen Körper.

12. Mess. 7. XI. 1930, 16 Uhr 30 Min.: T. 40,1°, P. 60 mkr. glm. rglm. Atm. 10 cost.-abd. App. gut. Ma./Mi. 120/65. Ampl. 55. Anakroter Teil 120—91 lang, katakroter 91—65 kurz.

13. Mess. 8. XI. 1930, 11 Uhr: T. 39,2°, P. 52 mkr. glm. rglm. Atm. 10 cost.-abd. App. gut. Ma./Mi. 104/64. Ampl. 40. Anakroter Teil 104—85 fast gleich dem katakroten 85—64. Therapie: H.V.U.A.-Druseserum 200,0 i.v.

14. Mess. 8. XI. 1930, 16 Uhr 30 Min.: T. 39,4°, P. 52 mkr. glm. rglm. Atm. 10 cost.-abd. App. gut. Ma./Mi. 106/57. Ampl. 49. Anakroter Teil 106—82 gleich dem katakroten 82—57.

15. Mess. 9. XI. 1930, 16 Uhr 30 Min.: T. 38,6°, P. 52 mkr. glm. rglm. Atm. 10 cost.-abd. App. gut. Ma./Mi. 114/62. Ampl. 52. Anakroter Teil 114—88 gleich dem katakroten 88—62.

16. Mess. 10. XI. 1930, 11 Uhr: T. 38,6°, P. 48 mkr. glm. rglm. Atm. 10 cost.-abd. App. gut. Ma./Mi. 98/55. Ampl. 43. Anakroter Teil 98—75 länger als der katakrote 75—55. Nasenausfluß schleimig-eitrig, Schwellung an der Vorbrust.

17. Mess. 10. XI. 1930, 16 Uhr 30 Min.: T. 38,6°, P. 48 mkr. glm. rglm. Atm. 12 cost.-abd. App. gut. Ma./Mi. 118/52. Ampl. 66. Anakroter Teil 118—81 lang, katakroter 81—52 kurz.

18. Mess. 11. XI. 1930, 16 Uhr 30 Min.: T. 38,9°, P. 50 mkr. glm. rglm. Atm. 12 cost.-abd. App. gut. Ma./Mi. 124/59. Ampl. 65. Anakroter Teil 124—88 fast gleich dem katakroten 88—59. Schwellung an der Vorbrust weicher, Nasenausfluß besteht weiter.

19. Mess. 12. XI. 1930, 11 Uhr: T. 39,0°, P. 42 mkr. glm. rglm. Atm. 12 cost.-abd. App. gut. Ma./Mi. 115/66. Ampl. 49. Anakroter Teil 115—90 fast gleich dem katakroten von 90—66.

20. Mess. 12. XI. 1930, 16 Uhr 30 Min.: T. 39,0°, P. 46 mkr. glm. rglm. Atm. 12 cost.-abd. App. gut. Ma./Mi. 120/61. Ampl. 59. Anakroter Teil 120—91 fast gleich dem katakroten 91—61. Nasenausfluß geringer.

21. Mess. 13. XI. 1930, 11 Uhr: T. 39,0°, P. 44 mkr. glm. rglm. Atm. 14 cost.-abd. App. gut. Ma./Mi. 98/55. Ampl. 43. Anakroter Teil 98—77 gleich dem katakroten 77—55.
22. Mess. 13. XI. 1930, 16 Uhr 30 Min.: T. 38,9°, P. 40 mkr. glm. rglm. Atm. 14 cost.-abd. App. gut. Ma./Mi. 107/60. Ampl. 47. Anakroter Teil 107—90 kurz, katakroter 90—60 lang. Therapie: Absceß an der Vorbrust spalten.
23. Mess. 14. XI. 1930, 11 Uhr: T. 38,0°, P. 40 mkr. glm. rglm. Atm. 14 cost.-abd. App. gut. Ma./Mi. 122/74. Ampl. 48. Anakroter Teil 122—94 lang, katakroter 94—74 kurz.

Ma.-Mi.-Ampl.-Durchschnittswerte: 117, 66, 49.
Patient blieb weiterhin fieberfrei.

Fall 5. Wallach, etwa 12—15 Jahre, Warmblut, Nährzustand gut.

Aufnahmebefund: Seit 3 Wochen Husten, gelben Nasenausfluß, Larynx, Pharynx geschwollen, schmerzhaft, Perkussion der Lunge o. B. Auskultation verschärft vesikuläres Atmen. Therapie: Erst Einreibung mit Ol. camphorat. und Drusekappe; später Lugolberieselung, Einreibung mit Ol. camphorat. forte und Drusekappe.

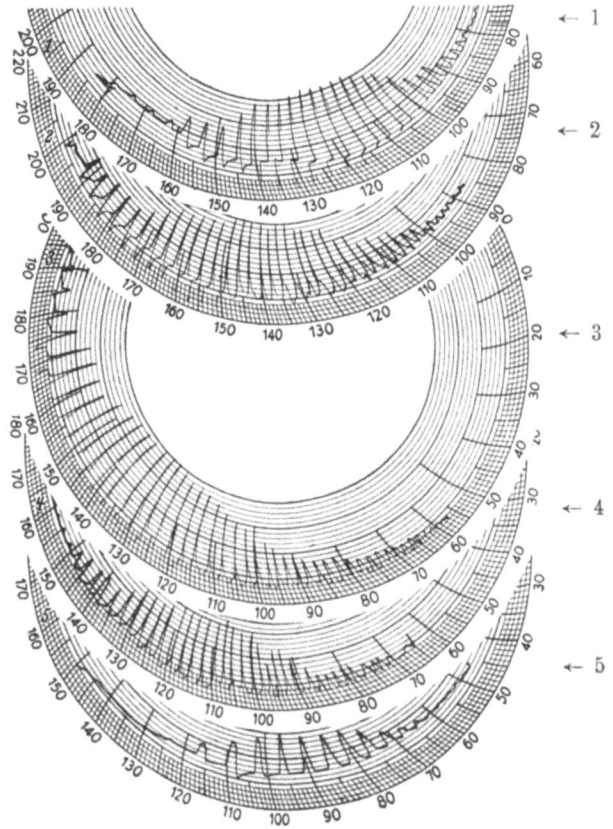

Abb. 3.

Über den Blutdruck bei über 39 Grad Celsius fiebernden Pferden. 23

1. Mess. 16. II. 1931, 11 Uhr: T. 39,4°, P. 64 mkr. glm. rglm. Atm. 20 cost.-abd. App. schlecht. Ma./Mi. 157/91. Ampl. 66. Anakroter Teil 157—128 kurz, katakroter 128—91 lang. Conj. ikterisch. Perkussion der Lunge: rechts 1½ handhohe Dämpfung. Siehe Abb. 3, 1.

2. Mess. 16. II. 1931, 16 Uhr 30 Min.: T. 39,1°, P. 56 mkr. glm. rglm. Atm. 20 cost.-abd. App. mäßig. Ma./Mi. 191/104. Ampl. 87. Anakroter Teil 191—145 länger als der katakrote 145—104. Siehe Abb. 3, 2.

3. Mess. 17. II. 1931, 11 Uhr: T. 38,8°, P. 72 kräftig, glm. rglm. Atm. 20 cost.-abd. App. mäßig. Ma./Mi. 179/81. Ampl. 98. Anakroter Teil 179—128 fast gleich dem katakroten 128—81. Siehe Abb. 3, 3.

4. Mess. 17. II. 1931, 16 Uhr 30 Min.: T. 39,9°, P. 76 mkr. glm. rglm. Atm. 18 cost.-abd. App. mäßig. Ma./Mi. 148/78. Ampl. 70. Anakroter Teil 148—107 lang, katakroter 107—78 kurz. Pulmo links und rechts handhohe Dämpfung. Siehe Abb. 3, 4.

5. Mess. 19. II. 1931, 16 Uhr 30 Min.: T. 39,1°, P. 68 mkr. glm. rglm. Atm. 14 cost.-abd. App. gut. Ma./Mi. 156/84. Ampl. 72. Anakroter Teil 156—115 lang, katakroter Teil 115—84 kurz. Die Harnuntersuchung ergab gewichtsanalytisch 6,9% Zucker.

6. Mess. 23. II. 1931, 11 Uhr: T. 38,0°, P. 52 mkr. glm. rglm. Atm. 10 cost.-abd. App. gut. Ma./Mi. 115/70. Ampl 45. Anakroter Teil 115—94 gleich dem katakroten 94—70. Die Harnuntersuchungen ergaben am 20. II. morgens 1,42% Zucker, mittags 1,74% und abends 0,30% Zucker gewichtsanalytisch. Weitere Harnuntersuchungen waren zuckerfrei. Siehe Abb. 3, 5.

Am 27. II. 1931 auf Wunsch des Besitzers entlassen.

Ma.-Mi.-Ampl.-Durchschnittswerte: 184, 85, 73.

Fall 6. Stute, etwa 11—12 Jahre, Kaltblut, Nährzustand gut.

Aufnahmebefund: Seit 4 Tagen krank, frißt schlecht und zeigt Schluckbeschwerden.

1. Mess. 5. II. 1931, 11 Uhr: T. 39,5°, P. 48 mkr. glm. rglm. Atm. 16 cost.-abd. App. schlecht. Ma./Mi. 126/57. Ampl. 68. Anakroter Teil 126—92 kürzer als der katakrote 92—57.

2. Mess. 6. II. 1931, 11 Uhr: T. 39,0°, P. 44 mkr. glm. rglm. Atm. 16 cost.-abd. App. schlecht. Ma./Mi. 127/56. Ampl. 71. Anakroter Teil 127—89 länger als der katakrote 89—56. Therapie: Einreibung der Pharynxgegend mit Ol. camphorat. forte. Drusekappe.

3. Mess. 6. II. 1931, 16 Uhr 30 Min.: T. 38,9°, P. 52 mkr. glm. rglm. Atm. 12 cost.-abd. App. mäßig. Ma./Mi. 128/58. Ampl. 70. Anakroter Teil 128—84 lang, katakroter 84—58 kurz.

4. Mess. 7. II. 1931, 11 Uhr: T. 39,0°, P. 46 mkr. glm. rglm. Atm. 12 cost.-abd. App. gut. Ma./Mi. 125/56. Ampl. 70. Anakroter Teil 125—84 lang, katakroter 84—56 kurz.

5. Mess. 7. II. 1931, 16 Uhr 30 Min.: T. 38,8°, P. 44 mkr. glm. rglm. Atm. 12 cost.-abd. App. gut. Ma./Mi. 130/56. Ampl. 74. Anakroter Teil 130—85 lang, katakroter 85—56 kurz.

6. Mess. 8. II. 1931, 11 Uhr: T. 38,6°, P. 50 mkr. glm. rglm. Atm. 12 cost.-abd. App. gut. Ma./Mi. 123/52. Ampl. 71. Anakroter Teil 123—82 lang, katakroter 82—52 kurz.

Ma.-Mi.-Ampl.-Durchschnittswerte: 126, 55, 71.

Am 26. II. 1931 geheilt entlassen.

Ergebnisse: Die Gesamtdurchschnittswerte für die 6 Patienten ergeben für das Maximum 124, für das Minimum 58 und für die Amplitude

66 mm Hg. Alle drei Werte sind also den normalen Zahlen gegenüber erheblich erhöht. Auch bei diesen Untersuchungen sieht man eine Vergrößerung des anakroten Teiles der Kurve bei noch bestehendem, schlechten klinischen Befund, wenn in der Folgezeit eine Besserung im Befinden des Patienten auch klinisch festzustellen ist. Zu Beginn der Krankheit ist der anakrote Abschnitt der Kurve stets kurz. Allgemein wurde eine erhebliche Erhöhung des Maximumdruckes beobachtet. Fall 5 zeigt starke Hypertonie. Es handelt sich um einen Patienten, bei dem neben einer Laryngo-Pharyngitis im Harn bis zu 6,9% Zucker quantitativ nachgewiesen wurde. Abb. 3, 1 zeigt bei 39,4 T. einen Maximumdruck von 157 bei etwa gleichlangem und katakrotem Abschnitt, Abb. 3, 2: Maximumdruck bei 191 und sehr hochgelegenem Minimumdruck (104). Der anakrote Abschnitt wird bis 145 länger. Abb. 3, 3: Temperatur ist auf 38,8 gesunken. Abb. 3, 4: Bei 39,9 T. langer anakroter Abschnitt und Besserung des Allgemeinbefindens — der Zuckergehalt im Harn wird von 6,9% bis zu 0% am 23. Februar 1931 (Abb. 3, 5) nach Behandlung gesenkt — hat man bei Entlassung des Patienten einen Maximumdruck von 115 und Minimum von 70 und Fieberfreiheit einen gleich langen anakroten und katakroten Teil.

V. Kolikerkrankungen.
1. Colonverstopfungen.

Fall 1. Wallach, etwa 8—9 Jahre, Kaltblut, Nährzustand gut.

Aufnahmebefund: Seit 3 Wochen krank, frißt schlecht, steht ruhig, dauernd hohes Fieber, hustet unterwegs. T. 49,8°, P. 66 mkr. glm. rglm. Herztöne rein. Therapie: Ol. Ricini 400,0, Paraffin. liquid. 300,0 mit der Nasenschlundsonde. Cardiazol 10,0 s.c., Introcid 10,0 i.v.

1. Mess. 17. IX. 1930, 11 Uhr: T. 39,8°, P. 64 mkr. glm. rglm. Atm. 14, cost.-abd. App. schlecht. Ma./Mi. 97/48. Ampl. 49. Anakroter Teil 97—86 kurz katakroter 86—48 lang. Therapie: Ephedralin 6,0 s.c.

2. Mess. 17. IX. 1930, 16 Uhr 30 Min.: T. 40,0°, P. 70 mkr. glm. rglm. Atm. 14 cost.-abd. App. schlecht. Ma./Mi. 110/47. Ampl. 53. Anakroter Teil 110—95 kurz, katakroter 95—47 lang.

3. Mess. 18. IX. 1930, 11 Uhr: T. 38,9°, P. 54 mkr. glm. rglm. Atm. 14 cost. abd. App. schlecht. Ma./Mi. 100/46. Ampl. 54. Anakroter Teil 100—84 kurz, katakroter 84—46 lang. Therapie: Ephedralin 9,0 s.c.

4. Mess. 18. IX. 1930, 16 Uhr 30 Min.: T. 39,2°, P. 54 mkr. glm. rglm. Atm. 14 cost.-abd. App. schlecht. Ma./Mi. 114/45. Ampl. 69. Anakroter Teil 114—86 kurz, katakroter 86—45 lang.

5. Mess. 19. IX. 1930, 16 Uhr 30 Min.: T. 38,2°, P. 54 mkr. glm. rglm. Atm. 14 cost.-abd. App. mäßig. Ma./Mi. 99/46. Ampl. 53. Anakroter Teil 99—64 lang, katakroter 64—46 kurz.

Ma.-Mi.-Ampl.-Durchschnittswerte: 104, 46, 58.

Am 24. IX. 1930 geheilt entlassen.

Fall 2. Stute, etwa 12 Jahre, Warmblut, Nährzustand gut.

Aufnahmebefund: Seit nachts krank, Unruhe, frißt nicht. Therapie: Natr sulfuric. 200,0, Extr. Aloes 20,0 in 2000,0 Wasser; Klysma von 50 l.

1. Mess. 5. X. 1930, 16 Uhr 30 Min.: T. 39,0°, P. 40 mkr. glm. rglm. Atm. 12 cost. App. schlecht. Ma./Mi. 131/49. Ampl. 82. Anakroter Teil 131—74 lang, katakroter 74—49 kurz.

2. Mess. 6. X. 1930, 11 Uhr: T. 38,4°, P. 46 mkr. glm. rglm. Atm. 12 cost. App. mäßig. Ma./Mi. 102/50. Ampl. 52. Anakroter Teil 102—76 gleich dem katakroten 76—50. Therapie: 2 mal Neu-Cesol 0,4 i.m.

3. Mess. 6. X. 1930, 16 Uhr 30 Min.: T. 38,5°, P. 50 mkr. glm. rglm. Atm. 12 cost.-abd. App. gut. Ma./Mi. 118/68. Ampl. 50. Anakroter Teil 118—93 gleich dem katakroten 93—68. Therapie: Arecolin 0,025 s.c.

4. Mess. 7. X. 1930, 11 Uhr: T. 37,8°, P. 44 mkr. glm. rglm. Atm. 10 cost. App. gut. Ma./Mi. 95/44. Ampl. 51. Anakroter Teil 95—67 lang, katakroter 67—44 kurz.

Ma.-Mi.-Ampl.-Durchschnittswerte: 111, 52, 59.

Am 8. X. 1930 geheilt entlassen.

Fall 3. Wallach, etwa 8—9 Jahre, Kaltblut, Nährzustand gut.

Aufnahmebefund: Seit gestern nicht gefressen, unruhig. Colon mäßig gefüllt, ziemlich fest. Therapie: Natr. sulfuric. 200,0, Extr. Aloes 20,0, Wasser 2000,0.

1. Mess. 16. X. 1930, 16 Uhr 30 Min.: T. 39,0°, P. 46 mkr. glm. rglm. Atm. 12 cost.-abd. App. schlecht. Ma./Mi. 131/44. Ampl. 87. Anakroter Teil 131—87 fast gleich dem katakroten 87—43. Therapie: 2 mal Neu-Cesol 0,4 i.m.

2. Mess. 17. X. 1930, 11 Uhr: T. 38,2°, P. 42 mkr. glm. rglm. Atm. 10 cost.-abd. App. gut. Ma./Mi. 124/51. Ampl. 74. Anakroter Teil 124—81 lang, katakroter 81—51 kurz.

Ma.-Mi.-Ampl.-Durchschnittswerte: 127, 47, 80.

Am 18. X. 1930 geheilt entlassen.

Fall 4. Stute, etwa 20 Jahre, Kaltblut, Nährzustand mäßig.

Aufnahmebefund: Seit gestern krank, Kolikerscheinungen, kratzt, legt sich, Colon gefüllt, weich. Therapie: Natr. sulfuric. 200,0, Extr. Aloes 20,0.

1. Mess. 17. IX. 1930, 16 Uhr 30 Min.: T. 39,6°, P. 52 mkr. glm. rglm. Atm. 12 cost.-abd. App. mäßig. Ma./Mi. 94/53. Ampl. 41. Anakroter Teil 94—72 länger als der katakrote 72—53.

2. Mess. 17. IX. 1930, 16 Uhr 30 Min.: T. 38,2°, P. 52 mkr. glm. rglm. Atm. 12 cost.-abd. App. gut. Ma./Mi. 102/48. Ampl. 54. Anakroter Teil 102—67 lang, katakroter 67—48 kurz.

Ma.-Mi.-Ampl.-Durchschnittswerte: 98, 50, 48.

Am 18. IX. 1930 geheilt entlassen.

Ergebnisse: Die Maximumwerte liegen zwischen 94 und 131 mm Hg; die Minimumwerte zwischen 44 und 68 mm Hg. Die Amplitudenwerte schwanken zwischen 41 und 87 mm Hg. Eine Verlängerung des anfangs kurzen, sprungartig ansteigenden, anakroten Abschnittes auf Kosten des bisher langen katakroten Teiles zeigt auch hier eine Besserung im Befinden des Patienten an.

2. Blinddarmverstopfung.

Fall 1. Stute, etwa 6 Jahre, Kaltblut, Nährzustand gut.

Aufnahmebefund: Frißt seit 14 Tagen schlecht, zeigt kein Kratzen. Caecum mäßig gefüllt, mäßig fest. Conj. ikterisch. Therapie: Natr. sulfuric. 200,0, Extr. Aloes 20,0, Wasser 2000,0.

1. Mess. 20. I. 1931, 11 Uhr: T. 40,1°, P. 52 mkr. glm. rglm. Atm. 14 cost-abd. App. schlecht. Ma./Mi. 103/53. Ampl. 50. Anakroter Teil 103—85 kürzer als der katakrote 85—53.

2. Mess. 20. I. 1931, 16 Uhr 30 Min.: T. 40,5°, P. 44 mkr. glm. rglm. Atm. 12 cost.-abd. App. schlecht. Ma./Mi. 108/55. Ampl. 53. Anakroter Teil 108—81 gleich dem katakroten 81—55. Wenig abgesetzt, Faeces breiig.

3. Mess. 21. I. 1931, 11 Uhr: T. 38,4°, P. 44 mkr. glm. rglm. Atm. 12 cost.-abd. App. mäßig. Ma./Mi. 124/68. Ampl. 56. Anakroter Teil 124—100 kurz, katakroter 100—68 lang. Caecum nicht zu fühlen, gut abgesetzt, Faeces dickbreiig.

4. Mess. 21. I. 1931, 16 Uhr 30 Min.: T. 40,8°, P. 48 mkr. glm. rglm. Atm. 12 cost.-abd. App. schlecht. Ma./Mi. 135/68. Ampl. 67. Anakroter Teil 135—100 lang, katakroter 100—68 kurz. Therapie: Introcid 10,0 i.v.

5. Mess. 22. I. 1931, 11 Uhr: T. 38,6°, P. 36 mkr. glm. rglm. Atm. 12 cost.-abd. App. gut. Ma./Mi. 103/53. Ampl. 50. Anakroter Teil 103—75 lang, katakroter 75—53 kurz.

Ma.-Mi.-Ampl.-Durchschnittswerte: 114, 59, 55.

Am 31. I. 1931 geheilt entlassen.

Fall 2. Wallach, etwa 15—18 Jahre, Kaltblut, Nährzustand gut.

Aufnahmebefund: Frißt seit mehreren Tagen nicht, legt sich, kratzt. Therapie: Am 11. IV. Natr. sulfuric. 200,0, Extr. Aloes 20,0; am 13. IV. Ol. Ricini 500,0, Decoct. Semin. Lin. als Getränk; am 14. IV. Hefe 500,0.

1. Mess. 14. IV. 1931, 16 Uhr 30 Min.: T. 39,4°, P. 62 mittelschwach, glm. rglm. Atm. 10 cost.-abd. App. schlecht. Ma./Mi. 79/59. Ampl. 20. Anakroter Teil 79—76 kurz, katakroter 76—59 lang. Caecum weit ausgedehnt, weich.

2. Mess. 15. IV. 1931, 11 Uhr: T. 38,6°, P. 60 schwach, glm. rglm. Atm. 12 cost.-abd. App. mäßig. Ma./Mi. 79/38. Ampl. 41. Anakroter Teil 79—52 lang, katakroter 52—38 kurz. Wenig abgesetzt. Therapie: Neu-Cesol 0,4 i.m.

3. Mess. 16. IV. 1931, 11 Uhr: T. 38,9°, P. 72 mkr. glm. rglm. Atm. 12 cost.-abd. App. schlecht. Ma./Mi. 75/42. Ampl. 33. Anakroter Teil 75—67 kurz, katakroter 67—42 lang. Caecum mit den Fingerspitzen zu erreichen, weich. Wenig abgesetzt, Faeces dickbreiig. Therapie: Bariomyl 10,0 i.v.

4. Mess. 16. IV. 1931, 16 Uhr 30 Min.: T. 39,1°, P. 72 mkr. glm. rglm. Atm. 12 cost.-abd. App. schlecht. Ma./Mi. 89/49. Ampl. 40. Anakroter Teil 89—76 kurz, katakroter 76—49 lang.

5. Mess. 17. IV. 1931, 11 Uhr: T. 38,7°, P. 72 mkr. glm. rglm. Atm. 12 cost.-abd. App. gut. Ma./Mi. 85/46. Ampl. 39. Anakroter Teil 85—68 fast gleich dem katakroten 68—46. Rectalbefund: Unverändert, gut abgesetzt, Kot geballt, Peristaltik bilateral vorhanden.

6. Mess. 17. IV. 1931, 16 Uhr 30 Min.: T. 38,9°, P. 66 mkr. glm. rglm. Atm. 12 cost.-abd. App. gut. Ma./Mi. 84/40. Ampl. 44. Anakroter Teil 84—71 kurz, katakroter 71—40 lang.

7. Mess. 18. IV. 1931, 16 Uhr 30 Min.: T. 39,0°, P. 64 mkr. glm. rglm. Atm. 12 cost.-abd. App. gut. Ma./Mi. 93/47. Ampl. 46. Anakroter Teil 93—72 kurz, katakroter 72—47 lang. Mäßig abgesetzt, Faeces dickbreiig, Patient ruhig. Therapie: Hefe 1000,0, Neu-Cesol 0,8 i.m.

8. Mess. 19. IV. 1931, 11 Uhr: T. 37,7°, P. 54 mkr. glm. rglm. Atm. 12 cost.-abd. App. gut. Ma./Mi. 81/45. Ampl. 36. Anakroter Teil 81—61 lang, katakroter 61—45 kurz.

Ma.-Mi.-Ampl.-Durchschnittswerte: 83, 45, 38.

Am 22. IV. 1931 geheilt entlassen.

Über den Blutdruck bei über 39 Grad Celsius fiebernden Pferden. 27

Fall 3. Stute, etwa 9—10 Jahre, Kaltblut, Nährzustand schlecht.
Aufnahmebefund: Seit 3 Tagen Unruhe, Kolikerscheinungen, frißt nicht. Caecum zu fühlen, ziemlich fest. Therapie: Natr. sulfuric. 200,0, Extr. Aloes 20,0, Wasser 2000,0.
 1. Mess. 3. II. 1931, 11 Uhr: T. 39,3°, P. 60 mittelschwach, glm. rglm. Atm. 12 cost.-abd. App. schlecht. Ma./Mi. 111/63. Ampl. 48. Anakroter Teil 111—94 kurz, katakroter 94—63 lang. Wenig abgesetzt.
 2. Mess. 3. II. 1931, 16 Uhr 30 Min.: T. 39,1°, P. 52 mittelschwach, glm. rglm. Atm. 14 cost.-abd. App. schlecht. Ma./Mi. 106/58. Ampl. 46. Anakroter Teil 106—93 kurz, katakroter 93—58 lang. Therapie: Neu-Cesol 0,4 i.m.
 3. Mess. 6. II. 1931, 11 Uhr: T. 37,8°, P. 48 mkr. glm. rglm. Atm. 14 cost.-abd. App. gut. Ma./Mi. 128/57. Ampl. 71. Anakroter Teil 128—89 lang, katakroter 89—57 kurz. Rectalbefund negativ.
 Ma.-Mi.-Ampl.-Durchschnittswerte: 115, 59, 56.
 Am 10. II. 1931 auf Wunsch des Besitzers entlassen, gebessert.

Ergebnisse: Bei den Blinddarmverstopfungen schwanken die Blutdruckwerte zwischen 79 und 135 mm Hg für das Maximum; die Amplitudenwerte liegen zwischen 20 und 71 mm Hg. Die Gesamtdurchschnittswerte für Maximum, Minimum und Amplitude sind: 104, 54, 50. Bei eintretender Besserung gehen die Blutdruckwerte, die meist erhöht sind, auf die Norm zurück. Vor allem gibt sich die eintretende Besserung durch Verlängerung des anfangs kurzen, anakroten Abschnittes zu erkennen.

3. Dünndarmverstopfung.

Wallach, etwa 9—10 Jahre, Kaltblut, Nährzustand gut.

Aufnahmebefund: Seit gestern krank, kratzt, legt sich. Rectalbefund: Einzelne Dünndarmschlingen aufgegast; sonst negativ. Therapie: Ol. Ricini 500,0, Paraffin. liquid. 300,0.
 1. Mess. 26. IX. 1930, 11 Uhr: T. 39,1°, P. 68 mkr. glm. rglm. Atm. 18 cost.-abd. App. schlecht. Ma./Mi. 122/56. Ampl. 66. Anakroter Teil 122—97 kurz, katakroter 97—56 lang.
 2. Mess. 25. IX. 1930, 16 Uhr 30 Min.: T. 39,1°, P. 60 mkr. unglm. rglm. Atm. 16 cost.-abd. App. schlecht. Ma./Mi. 123/48. Ampl. 75. Anakroter Teil 123—85 gleich dem katakroten 85—48.
 3. Mess. 26. IX. 1930, 11 Uhr: T. 38,4°, P. 60 mkr. unglm. rglm. Atm. 16 cost.-abd. App. schlecht. Ma./Mi. 128/48. Ampl. 80. Anakroter Teil 128—80 lang, katakroter 80—48 kurz.
 Ma.-Mi.-Ampl.-Durchschnittswerte: 124, 50, 74.
 Auf Wunsch des Besitzers entlassen.

Ergebnisse: Stark erhöht ist der Maximaldruck bis 128 mm Hg. Ebenso auffallend ist der große Amplitudenwert bis 80 mm Hg. Auch hier gibt die Verschiebung des anfangs kurzen, anakroten Abschnittes auf Kosten des bisher langen katakroten Teiles die eintretende Besserung an.

4. Enteritis.

Stute, etwa 9—10 Jahre, Vollblut, Nährzustand mäßig.

Aufnahmebefund: Frißt schlecht, Schlappheit, Conj. anämisch. Therapie: Introcid 10,0 i.v.

1. Mess. 11. XII. 1930, 16 Uhr 30 Min.: T. 39,8°, P. 44 mkr. glm. rglm. Atm. 27 cost.-abd. App. schlecht. Ma./Mi. 156/105. Anakroter Teil 156—138 kurz, katakroter 138—105 lang. Ampl. 51.

2. Mess. 12. XII. 1930, 11 Uhr: T. 39,3°, P. 44 mkr. glm. rglm. Atm. 18 cost.-abd. App. schlecht. Ma./Mi. 121/83. Ampl. 38. Anakroter Teil 121—103 fast gleich dem katakroten 103—83. Wenig abgesetzt, Faeces geballt.

3. Mess. 12. XII. 1930, 16 Uhr 30 Min.: T. 37,8°, P. 40 mkr. glm. rglm. Atm. 18 cost.-abd. App. schlecht. Ma./Mi. 116/78. Ampl. 38. Anakroter Teil 116—98 kürzer als der katakrote 98—78. Wenig abgesetzt, Conj. anämisch.

Ma.-Mi.-Ampl.-Durchschnittswerte: 131, 88, 43.

Am 13. XII. 1930 auf Wunsch des Besitzers ungeheilt entlassen.

Ergebnisse: Der Maximaldruck ist bis 156 mm Hg erhöht. Ebenso liegen die Werte für das Minimum sehr hoch zwischen 78 und 105. Fast normal sind die Amplitudenwerte, die zwischen 38 und 51 mm Hg schwanken.

VI. Dyspepsie.

Wallach, etwa 8—9 Jahre, Kaltblut, Nährzustand gut.

Aufnahmebefund: Seit 3 Wochen krank, frißt seit 8 Tagen schlecht, seit einigen Tagen Blutharnen, Conj. gerötet, ikterisch. Pulmo o. B. Rectalbefund negativ.

1. Mess. 2. IV. 1931, 16 Uhr 30 Min.: T. 39,4°, P. 90 mkr. glm. rglm. Atm. 24 cost.-abd. App. schlecht. Ma./Mi. 136/50. Ampl. 86. Anakroter Teil 136—102 kurz, katakroter 102—50 lang. Therapie: Fixationsabsceß, Ol. Terebinth. 10,0.

2. Mess. 3. IV. 1931, 11 Uhr: T. 39,6°, P. 82 mkr. glm. rglm. Atm. 26 cost.-abd. App. schlecht. Ma./Mi. 144/66. Ampl. 78. Anakroter Teil 144—112 kurz, katakroter 112—66 lang. Therapie: Digalen 7,5 s.c. Auskultation bilateral verschärft vesiculäres Atmen.

3. Mess. 3. IV. 1931, 16 Uhr 30 Min.: T. 39,2°, P. 84 mkr. glm. rglm. Atm. 26 cost.-abd. App. schlecht. Ma./Mi. 120/56. Ampl. 64. Anakroter Teil 120—102 kurz, katakroter 102—56 lang. Schwellung an der Unterbrust.

4. Mess. 4. IV. 1931, 11 Uhr: T. 38,7°, P. 68 mkr. glm. rglm. Atm. 24 cost.-abd. App. schlecht. Ma./Mi. 125/63. Ampl. 62. Anakroter Teil 125—101 kurz, katakroter 101—63 lang. Therapie: Coffein. natriosalicylic. 5,0/15,0 s.c.

5. Mess. 4. IV. 1931, 16 Uhr 30 Min.: T. 38,7°, P. 68 mkr. glm. rglm. Atm. 24 cost.-abd. App. schlecht. Ma./Mi. 116/70. Ampl. 46. Anakroter Teil 116—97 kurz, katakroter 97—70 lang. Peristaltik bilateral unterdrückt. Therapie: Coffein. natriosalicylic. 5,0/15,0 s.c., Neu-Cesol 0,4 i.m.

6. Mess. 5. IV. 1931, 11 Uhr: T. 38,9°, P. 74 mkr. glm. rglm. Atm. 24 cost.-abd. App. schlecht. Ma./Mi. 129/51. Ampl. 78. Anakroter Teil 129—95 kurz, katakroter 95—51 lang. Nichts abgesetzt.

7. Mess. 6. IV. 1931, 11 Uhr: T. 38,4°, P. 64 mkr. glm. rglm. Atm. 24 cost.-abd. App. schlecht. Ma./Mi. 128/49. Ampl. 89. Anakroter Teil 128—92 kürzer als der katakrote 92—49. Therapie: Digalen 7,5 s.c.

8. Mess. 8. IV. 1931, 11 Uhr: T. 40,9°, P. 100 kräftig, glm. rglm. Atm. 22 cost.-abd. App. schlecht. Ma./Mi. 162/49. Ampl. 113. Anakroter Teil 162—112 kurz, katakroter 112—49 lang. Conj. stark injiziert, ikterisch, Perkussion bilateral handhohe Dämpfung. Therapie: Neosalvarsan 4,5 i.v.

9. Mess. 8. IV. 1931, 16 Uhr 30 Min.: T. 40,9°, P. 102 kräftig, glm. rglm. Atm. 24 cost.-abd. angestrengt. App. schlecht. Ma./Mi. 163/75. Ampl. 88. Anakroter Teil 163—111 länger als der katakrote 111—75.

Über den Blutdruck bei über 39 Grad Celsius fiebernden Pferden. 29

10. Mess. 9. IV. 1931, 11 Uhr: T. 39,0°, P. 76 mkr. glm. rglm. Atm. 22 cost.-abd. App. schlecht. Ma./Mi. 119/58. Ampl. 61. Anakroter Teil 119—91 kurz, katakroter 91—58 lang.
11. Mess. 9. IV. 1931, 16 Uhr 30 Min.: T. 39,4°, P. 88 mkr. glm. rglm. Atm. 22 cost.-abd. App. schlecht. Ma./Mi. 135/46. Ampl. 89. Anakroter Teil 135—95 kurz, katakroter 95—46 lang. Therapie: Introcid 10,0 i.v.
12. Mess. 10. IV. 1931, 16 Uhr 30 Min.: T. 39,7°, P. 84 mkr. glm. rglm. Atm. 30 cost.-abd. angestrengt. App. schlecht. Ma./Mi. 133/44. Ampl. 89. Anakroter Teil 133—98 kurz, katakroter 98—44 lang. Therapie: Absceß spalten.
13. Mess. 11. IV. 1931, 11 Uhr: T. 39,5°, P. 114 mkr. glm. rglm. Atm. 30 cost.-abd. angestrengt. App. schlecht. Ma./Mi. 111/48. Ampl. 63. Anakroter Teil 111—92 kurz, katakroter 92—48 lang.
14. Mess. 11. IV. 1931, 16 Uhr 30 Min.: T. 38,7° (?), Anus offen, P. 104 mkr. glm. rglm. Atm. 32 cost.-abd. App. schlecht. Ma./Mi. 130/45. Ampl. 85. Anakroter Teil 130—94 kurz, katakroter 94—45 lang. Patient schwankt.
Ma.-Mi.-Ampl.-Durchschnittswerte: 131, 55, 76.

Ergebnisse: Die Maximalwerte liegen zwischen 111 und 163 mm Hg, die Minimalwerte zwischen 44 und 75 mm Hg. Die Amplitudenwerte bewegen sich zwischen 46 und 113 mm Hg. Auffällig ist der stets kurze, anakrote und der immer lange katakrote Abschnitt.

Am 12. IV. 1931 wurde Patient geschlachtet.

VII. Pneumonie.

Fall 1. Stute, etwa 7 Jahre, Vollblut, Nährzustand mäßig.
Aufnahmebefund: Vor 4 Tagen Leinsamenschleim mit Pulver mit der Flasche eingegeben. Pulmo links halbe Höhe Dämpfung, rechts 2 handhohe Dämpfung, braunroter, eitriger Nasenausfluß, übelriechend, Conj. schmutzigrosa. Therapie: Ol. camphorat. forte 250,0 s.c., Introcid 10,0 i.v.
1. Mess. 18. IX. 1930, 16 Uhr 30 Min.: T. 39,7°, P. 60 mkr. glm. rglm. Atm. 16 cost.-abd. App. schlecht. Ma./Mi. 116/67. Ampl. 59. Anakroter Teil 116—94 kurz, katakroter 94—67 lang.
2. Mess. 19. IX. 1930, 11 Uhr: T. 39,2°, P. 54 mkr. glm. rglm. Atm. 16 cost.-abd. App. mäßig. Ma./Mi. 116/71. Ampl. 45. Anakroter Teil 116—103 kurz, katakroter 103—71 lang. Therapie: Introcid 10,0 i.v.
3. Mess. 19. IX. 1930, 16 Uhr 30 Min.: T. 39,1°, P. 54 mkr. glm. rglm. Atm. 16 cost.-abd. angestrengt. App. mäßig. Ma./Mi. 101/56. Ampl. 45. Anakroter Teil 101—92 kurz, katakroter 92—56 lang.
4. Mess. 20. IX. 1930, 11 Uhr: T. 39,6°, P. 54 mkr. glm. rglm. Atm. 24 cost.-abd. App. mäßig. Ma./Mi. 102/46. Ampl. 56. Anakroter Teil 102—77 kurz, katakroter 77—46 lang. Nasenausfluß geringer.
5. Mess. 20. IX. 1930, 16 Uhr 30 Min.: T. 39,2°, P. 50 mkr. glm. rglm. Atm. 20 cost.-abd. App. mäßig. Ma./Mi. 109/53. Ampl. 56. Anakroter Teil 109—88 kürzer als der katakrote 88—53.
6. Mess. 21. IX. 1931, 11 Uhr: T. 39,0°, P. 48 mkr. glm. rglm. Atm. 18 cost.-abd. App. gut. Ma./Mi. 108/55. Ampl. 53. Anakroter Teil 108—85 kürzer als der katakrote 85—55. Kein Nasenausfluß mehr.
7. Mess. 21. IX. 1930, 16 Uhr 30 Min.: T. 38,7°, P. 48 mkr. glm. rglm. Atm. 18 cost.-abd. App. gut. Ma./Mi. 108/55. Ampl. 53. Anakroter Teil 108—91 kürzer als der katakrote 91—55.

8. Mess. 22. IX. 1930, 11 Uhr: T. 38,0°, P. 42 mkr. glm. rglm. Atm. 16 cost.-abd. App. gut. Ma./Mi. 112/62. Ampl. 50. Anakroter Teil 112—95 kürzer als der katakrote 95—62. Pulmo unverändert.

9. Mess. 29. IX. 1930, 11 Uhr: T. 38,7°, P. 68 mkr. glm. rglm. Atm. 14 cost.-abd. App. gut. Ma./Mi. 116/70. Ampl. 46. Anakroter Teil 116—96 kürzer als der katakrote 96—70. Befund: Conj. blaßrosa, Dämpfung rechts handbreit gefallen, Atmung verschärft vesiculär, ausgeatmete Luft übelriechend, Husten selten. Therapie: Einreibung mit Spiritus Sinapis.

10. Mess. 29. IX. 1930, 16 Uhr 30 Min.: T. 39,0°, P. 56 mkr. glm. rglm. Atm. 14 cost.-abd. App. gut. Ma./Mi. 122/65. Ampl. 57. Anakroter Teil 122—98 kürzer als der katakrote 98—65.

11. Mess. 30. IX. 1930, 11 Uhr: T. 38,9°, P. 48 mkr. glm. rglm. Atm. 14 cost.-abd. App. gut. Ma./Mi. 125/81. Ampl. 44. Anakroter Teil 125—110 kurz, katakroter 110—81 lang.

12. Mess. 30. IX. 1930, 16 Uhr 30 Min.: T. 39,3°, P. 50 mkr. glm. rglm. Atm. 14 cost.-abd. App. gut. Ma./Mi. 133/72. Ampl. 61. Anakroter Teil 133—95 länger als der katakrote 95—72.

13. Mess. 1. X. 1930, 11 Uhr: T. 38,6°, P. 52 mkr. glm. rglm. Atm. 14 cost.-abd. App. gut. Ma./Mi. 121/66. Ampl. 55. Anakroter Teil 121—93 gleich dem katakroten 93—66. Befund: Perkussion bilateral handhohe Dämpfung, Husten matt, feucht, Schwellung an der Vorbrust: heiß, teigig, empfindlich. Therapie: Absceß spalten.

14. Mess. 1. X. 1930, 16 Uhr 30 Min.: T. 38,5°, P. 50 mkr. glm. rglm. Atm. 12 cost.-abd. App. gut. Ma./Mi. 124/72. Ampl. 52. Anakroter Teil 124—95 lang, katakroter 95—72 kurz. Schwellung an der Vorbrust kleiner, keine Sekretion.

15. Mess. 2. X. 1930, 11 Uhr: T. 37,8°, P. 54 mkr. glm. rglm. Atm. 12 cost.-abd. App. gut. Ma./Mi. 125/72. Ampl. 53. Anakroter Teil 125—93 lang, katakroter 93—72 lang.

16. Mess. 4. X. 1930, 11 Uhr: T. 38,4°, P. 40 mkr. glm. rglm. Atm. 10 cost.-abd. App. gut. Ma./Mi. 126/71. Ampl. 55. Anakroter Teil 126—105 kürzer als der katakrote 105—71.

17. Mess. 4. X. 1930, 16 Uhr 30 Min.: T. 39,0°, P. 46 mkr. glm. rglm. Atm. 10 cost.-abd. App. gut. Ma./Mi. 117/62. Ampl. 55. Anakroter Teil 117—95 kürzer als der katakrote 95—62.

18. Mess. 5. X. 1930, 11 Uhr: T. 38,4°, P. 48 mkr. glm. rglm. Atm. 10 cost.-abd. App. gut. Ma./Mi. 123/62. Ampl. 61. Anakroter Teil 123—94 fast gleich dem katakroten 94—62. Befund wie vorher, Sekretion gering. H_2O_2-Spülung.

19. Mess. 5. X. 1930, 16 Uhr 30 Min.: T. 38,9°, P. 54 mkr. glm. rglm. Atm. 10 cost.-abd. App. gut. Ma./Mi. 126/74. Ampl. 52. Anakroter Teil 126—93 lang, katakroter 93—74 kurz.

20. Mess. 6. X. 1930, 11 Uhr: T. 38,3°, P. 54 mkr. glm. rglm. Atm. 10 cost.-abd. App. gut. Ma./Mi. 131/73. Ampl. 58. Anakroter Teil 131—102 gleich dem katakroten 102—73.

Ma.-Mi.-Ampl.-Durchschnittswerte: 117, 65, 52.

Am 13. X. 1930 geheilt entlassen.

Fall 2. Stute, etwa 15 Jahre, Warmblut, Nährzustand mäßig.

Aufnahmebefund: Feuchter Husten, Conj. blaßrosa, Perkussion bilateral handhohe Dämpfung.

1. Mess. 30. X. 1930, 11 Uhr: T. 39,4°, P. 48 mkr. glm. rglm. Atm. 12 cost.-abd. App. gut. Ma./Mi. 104/43. Ampl. 61. Anakroter Teil 104—79 kürzer als der katakrote 79—43.

Über den Blutdruck bei über 39 Grad Celsius fiebernden Pferden. 31

2. Mess. 30. X. 1930, 16 Uhr 30 Min.: T. 39,9°, P. 56 mkr. glm. rglm. Atm. 12 cost.-abd. App. gut. Ma./Mi. 95/49. Ampl. 46. Anakroter Teil 95—79 kurz, katakroter 79—49 lang.

3. Mess. 31. X. 1930, 11 Uhr: T. 38,4°, P. 52 mkr. glm. rglm. Atm. 12 cost.-abd. App. gut. Ma./Mi. 99/51. Ampl. 48. Anakroter Teil 99—80 kurz, katakroter 80—51 lang.

4. Mess. 1. XI. 1930, 11 Uhr: T. 39,1°, P. 52 mkr. glm. rglm. Atm. 12 cost.-abd. App. gut. Ma./Mi. 103/44. Ampl. 59. Anakroter Teil 103—76 kürzer als der katakrote 76—44. Therapie: Introcid 10,0 i.v. Befund unverändert.

5. Mess. 1. XI. 1930, 16 Uhr 30 Min.: T. 39,5°, P. 56 mkr. glm. rglm. Atm. 16 cost.-abd. App. mäßig. Ma./Mi. 101/48. Ampl. 53. Anakroter Teil 101—77 kürzer als der katakrote 77—48.

6. Mess. 2. XI. 1930, 11 Uhr: T. 39,3°, P. 48 mkr. glm. rglm. Atm. 12 cost.-abd. App. mäßig. Ma./Mi. 104/44. Ampl. 60. Anakroter Teil 104—84 kurz, katakroter 84—44 lang. Spontaner, feuchter Husten. Dämpfung zurückgegangen.

7. Mess. 2. XI. 1930, 16 Uhr 30 Min.: T. 39,0°, P. 50 mkr. glm. rglm. Atm. 12 cost.-abd. App. mäßig. Ma./Mi. 85/38. Ampl. 47. Anakroter Teil 85—73 kurz, katakroter 73—38 lang.

8. Mess. 3. XI. 1930, 11 Uhr: T. 39,2°, P. 52 mkr. glm. rglm. Atm. 12 cost.-abd. App. mäßig. Ma./Mi. 85/43. Ampl. 42. Anakroter Teil 85—69 kürzer als der katakrote 69—43.

9. Mess. 3. XI. 1930, 16 Uhr 30 Min.: T. 39,0°, P. 46 mkr. glm. rglm. Atm. 12 cost.-abd. App. mäßig. Ma./Mi. 84/39. Ampl. 45. Anakroter Teil 84—60 fast gleich dem katakroten 60—39.

10. Mess. 4. XI. 1930, 11 Uhr: T. 38,2°, P. 46 mkr. glm. rglm. Atm. 12 cost.-abd. App. gut. Ma./Mi. 93/45. Ampl. 48. Anakroter Teil 93—65 lang, katakroter 65—45 kurz.

Ma.-Mi.-Ampl.-Durchschnittswerte: 95, 44, 51.

Am 8. XI. 1930 aus der Klinik entlassen.

Ergebnisse: Die Maximalwerte schwanken zwischen 84 und 104 mm Hg, die Minimalwerte zwischen 38 und 51 mm Hg. Die Amplitudenwerte liegen zwischen 42 und 61 mm Hg. Die Verlängerung des anfangs kurzen, anakroten Abschnittes weist bei noch schlechtem, klinischen Befund auf eine Besserung hin.

VIII. Pleuro-Pneumonie.

Wallach, etwa 15 Jahre, Warmblut, Nährzustand mäßig.

Aufnahmebefund: Seit 3 Tagen krank, frißt schlecht, hustet. Perkussion rechts halbhohe, links handbreite Dämpfung. Conj. blaßrosa. Therapie: Neosalvarsan 4,5 i.v.

1. Mess. 30. III. 1931, 16 Uhr 30 Min.: T. 40,0°, P. 48 mkr. glm. rglm. Atm. 32 cost.-abd. App. schlecht. Ma./Mi. 108/48. Ampl. 60. Anakroter Teil 108—87 kurz, katakroter 87—48 lang.

2. Mess. 31. III. 1931, 11 Uhr: T. 38,3°, P. 48 mkr. glm. rglm. Atm. 24 cost.-abd. App. schlecht. Ma./Mi. 113/63. Ampl. 50. Anakroter Teil 113—94 kurz, katakroter 94—63 lang.

3. Mess. 31. III. 1931, 16 Uhr 30 Min.: T. 38,5°, P. 52 mkr. glm. rglm. Atm. 24 cost.-abd. App. schlecht. Ma./Mi. 112/64. Ampl. 48. Anakroter Teil 112—94 kürzer als der katakrote 94—64.

4. Mess. 1. IV. 1931, 11 Uhr: T. 39,2°, P. 48 mkr. glm. rglm. Atm. 28 cost.-abd. App. mäßig. Ma./Mi. 104/57. Ampl. 47. Anakroter Teil 104—81 kürzer als der katakrote 81—57. Perkussion: Dämpfung rechts etwas gesunken und heller, links o. B. Therapie: Fixationsabsceß, Ol. Terebinth. 10,0.

5. Mess. 1. IV. 1931, 16 Uhr 30 Min.: T. 38,5°, P. 50 mkr. glm. rglm. Atm. 30 cost.-abd. App. mäßig. Ma./Mi. 147/69. Ampl. 78. Anakroter Teil 147—130 kurz, katakroter 130—69 lang.

6. Mess. 2. IV. 1931, 11 Uhr: T. 39,2°, P. 50 mkr. glm. rglm. Atm. 30 cost.-abd. App. mäßig. Ma./Mi. 147/70. Ampl. 77. Anakroter Teil 147—119 kürzer als der katakrote 119—70. Kopfgroße Schwellung an der Unterbrust.

7. Mess. 2. IV. 1931, 16 Uhr 30 Min.: T. 39,3°, P. 46 mkr. glm. rglm. Atm. 30 cost. abd. App. mäßig. Ma./Mi. 131/63. Ampl. 68. Anakroter Teil 131—106 kürzer als der katakrote 106—63.

8. Mess. 3. IV. 1931, 11 Uhr: T. 38,6°, P. 46 mkr. glm. rglm. Atm. 26 cost.-abd. App. mäßig. Ma./Mi. 115/68. Ampl. 47. Anakroter Teil 115—89 länger als der katakrote 89—68.

9. Mess. 3. IV. 1931, 16 Uhr 30 Min.: T. 38,6°, P. 46 mkr. glm. rglm. Atm. 26 cost.-abd. App. mäßig. Ma./Mi. 116/59. Ampl. 57. Anakroter Teil 116—87 länger als der katakrote 87—59.

Ma.-Mi.-Ampl.-Durchschnittswerte: 120, 62, 58.

Am 10. IV. 1931 geheilt entlassen.

IX. Hämaturie.

Wallach, etwa 9 Jahre, Kaltblut, Nährzustand gut.

Aufnahmebefund: Am Morgen blutigroten Harn abgesetzt, der bald gerinnt. Conj. wenig gerötet, etwas gelblich, Pharynx, Larynx druckempfindlich, Lunge o. B. Therapie: Am 4. X. Suprarenin. hydrochlor. 8,0 s.c.; am 5. X. Adrenalin 8,0 s.c.

1. Mess. 6. X. 1930, 11 Uhr: T. 37,7°, P. 52 mkr. glm. rglm. Atm. 12 cost.-abd. App. gut. Ma./Mi. 113/47. Ampl. 66. Anakroter Teil 113—81 kürzer als der katakrote 81—47. Therapie: 13 Uhr Clauden 20,0 s.c. 17 Uhr Suprarenin. hydrochlor. 5,0 s.c.

2. Mess. 8. X. 1930, 11 Uhr: T. 38,1°, P. 48 mkr. glm. rglm. Atm. 10 cost.-abd. App. mäßig. Ma./Mi. 97/35. Ampl. 62. Anakroter Teil 97—72 kurz, Katakroter 72—35 lang. Therapie: Urotropin 40,0/300,0 i.v. Hexamethylentetramin cryst. 20,0 täglich aufs Trinkwasser.

3. Mess. 8. X. 1931, 16 Uhr 30 Min.: T. 38,9°, P. 44 mkr. glm. rglm. Atm. 10 cost.-abd. App. schlecht. Ma./Mi. 93/41. Ampl. 52. Anakroter Teil 93—70 kürzer als der katakrote 70—41. Harn schaumig, aus sofort koaguliertem Blut bestehend, Harnabsatz nicht erschwert.

4. Mess. 9. X. 1931, 11 Uhr: T. 39,3°, P. 56 mkr. glm. rglm. Atm. 12 cost.-abd. App. schlecht. Ma./Mi. 113/34. Ampl. 79. Anakroter Teil 113—83 kurz, katakroter 83—34 lang. Harn braunrot, klarer, wenig Blutkoagula. Therapie: Urotropin 40,0/200,0 i.v. Adrenalin 5,0 s.c.

5. Mess. 9. X. 1931, 16 Uhr 30 Min.: T. 39,8°, P. 54 mkr. glm. rglm. Atm. 12 cost.-abd. App. schlecht. Ma./Mi. 110/36. Ampl. 74. Anakroter Teil 110—85 kürzer als der katakrote 85—36.

6. Mess. 10. X. 1931, 11 Uhr: T. 38,2°, P. 52 mkr. glm. rglm. Atm. 14 cost.-abd. App. schlecht. Ma./Mi. 97/39. Ampl. 58. Anakroter Teil 97—75 kurz, katakroter 75—39 lang. Therapie: Urotropin 40,0/300,0 i.v.

Über den Blutdruck bei über 39 Grad Celsius fiebernden Pferden. 33

7. Mess. 10. X. 1931, 16 Uhr 30 Min.: T. 38,7°, P. 50 mkr. glm. rglm. Atm. 14 cost.-abd. App. schlecht. Ma./Mi. 106/37. Ampl. 69. Anakroter Teil 106—80 kürzer als der katakrote 80—37.

8. Mess. 11. X. 1931, 11 Uhr: T. 38,4°, P. 48 mkr. glm. rglm. Atm. 14 cost.-abd. App. schlecht. Ma./Mi. 146/46. Ampl. 100. Anakroter Teil 146—110 kurz, katakroter 110—46 lang. Therapie: Clauden 20,0 s.c., Hexamethylentetramin 40,0/200,0 i.v.

9. Mess. 11. X. 1931, 16 Uhr 30 Min.: T. 39,6°, P. 48 mkr. glm. rglm. Atm. 14 cost.-abd. App. schlecht. Ma./Mi. 124/51. Ampl. 73. Anakroter Teil 124—91 kürzer als der katakrote 91—41.

10. Mess. 12. X. 1931, 11 Uhr: T. 37,7°, P. 48 mkr. glm. rglm. Atm. 12 cost.-abd. App. gut. Ma./Mi. 112/48. Ampl. 64. Anakroter Teil 112—85 kürzer als der katakrote 85—48. Harn gelb, undurchsichtig. Therapie: Introcid 10,0 i.v.

11. Mes. 13. X. 1931, 16 Uhr 30 Min.: T. 37,6°, P. 42 mkr. glm. rglm. Atm. 10 cost.-abd. App. gut. Ma./Mi. 103/49. Ampl. 54. Anakroter Teil 103—72 lang, katakroter 72—49 kurz.

Ma.-Mi.-Ampl.-Durchschnittswerte: 110, 42, 68.

Am 17. X. 1931 geheilt entlassen.

X. Hämoglobinurie.

Wallach, etwa 15 Jahre, Vollblut, Nährzustand schlecht.

Aufnahmebefund: Seit 10 Stunden krank, kann schlecht aufstehen, setzt blutigroten Harn ab.

1. Mess. 8. II. 1931, 11 Uhr: T. 39,5°, P. 52 mkg. glm. rglm. Atm. 12 cost.-abd. App. mäßig. Ma./Mi. 125/55. Ampl. 70. Anakroter Teil 125—98 kurz, katakroter 98—55 lang. Therapie: Alle 3 Stunden Ephedralin 3,0 s.c.

2. Mess. 8. II. 1931, 16 Uhr 30 Min.: T. 39,4°, P. 50 mkr. glm. rglm. Atm. 14 cost.-abd. App. mäßig. Ma./Mi. 124/53. Ampl. 71. Anakroter Teil 124—102 kurz, katakroter 102—53 lang.

3. Mess. 9. II. 1931, 11 Uhr: T. 37,6°, P. 44 mkr. glm. rglm. Atm. 18 cost.-abd. App. mäßig. Ma./Mi. 138/58. Ampl. 80. Anakroter Teil 138—102 kürzer als der katakrote 102—58.

Ma.-Mi.-Ampl.-Durchschnittswerte: 129, 55, 74.

Am 12. II. 1931 zur Schlachtung entlassen.

XI. Thrombose der Vena jugularis.

Stute, etwa 8—9 Jahre, Warmblut, Nährzustand gut.

Befund: Thrombose der linken Vena jugularis nach Infusion von Neosalvarsan. Am 10. XII. 1930 etwa 20 cm der Vene durch Operation entfernt.

1. Mess. 11. XII. 1930, 11 Uhr: T. 40,5°, P. 60 mkr. glm. rglm. Atm. 20 cost.-abd. App. schlecht. Ma./Mi. 125/82. Ampl. 43. Anakroter Teil 125—114 kurz, katakroter 114—82 lang.

2. Mess. 11. XII. 1930, 16 Uhr 30 Min.: T. 40,4°, P. 60 mkr. glm. rglm. Atm. 20 cost.-abd. App. schlecht. Ma./Mi. 123/93. Ampl. 30. Anakroter Teil 123—113 kurz, katakroter 113—93 lang.

3. Mess. 12. XII. 1930, 11 Uhr: T. 40,0°, P. 60 mkr. glm. rglm. Atm. 20 cost.-abd. App. schlecht. Ma./Mi. 124/74. Ampl. 50. Anakroter Teil 124—118 kurz, katakroter 118—74 lang. Therapie: Täglich Rivanol und H_2O_2-Spülung.

4. Mess. 12. XII. 1930, 16 Uhr 30 Min.: T. 39,7°, P. 62 mkr. glm. rglm. Atm. 20 cost.-abd. App. mäßig. Ma./Mi. 113/68. Ampl. 45. Anakroter Teil 113—98 kurz, katakroter 98—68 lang.

5. Mess. 13. XII. 1930, 11 Uhr: T. 39,6°, P. 64 mkr. glm. rglm. Atm. 20 cost.-abd. App. schlecht. Ma./Mi. 116/75. Ampl. 41. Anakroter Teil 116—108 kurz, katakroter 108—75 lang. Wundsekretion geringer.

6. Mess. 13. XII. 1930, 16 Uhr 30 Min.: T. 39,7°, P. 50 mkr. glm. rglm. Atm. 20 cost.-abd. App. schlecht. Ma./Mi. 107/66. Ampl. 41. Anakroter Teil 107—92 kurz, katakroter 92—66 lang.

7. Mess. 17. XII. 1930, 16 Uhr 30 Min.: T. 39,3°, P. 52 mkr. glm. rglm. Atm. 24 cost.-abd. App. mäßig. Ma./Mi. 128/83. Ampl. 45. Anakroter Teil 128—109 fast gleich dem katakroten 109—83.

8. Mess. 18. XII. 1930, 11 Uhr: T. 39,3°, P. 48 mkr. glm. rglm. Atm. 18 cost.-abd. App. gut. Ma./Mi. 118/74. Ampl. 44. Anakroter Teil 118—98 etwas kürzer als der katakrote 98—74. Wundsekretion gering.

9. Mess. 18. XII. 1930, 16 Uhr 30 Min.: T. 39,4°, P. 48 mkr. glm. rglm. Atm. 18 cost.-abd. App. gut. Ma./Mi. 117/87. Ampl. 30. Anakroter Teil 117—96 lang, katakroter 96—87 kurz.

10. Mess. 19. XII. 1930, 16 Uhr 30 Min.: T. 39,0°, P. 48 mkr. glm. rglm. Atm. 18 cost.-abd. App. gut. Ma./Mi. 129/69. Ampl. 60. Anakroter Teil 129—95 lang, katakroter 95—69 kurz.

Ma.-Mi.-Ampl.-Durchschnittswerte: 120, 77, 43.

Geheilt aus der Klinik entlassen.

XII. Streptokokkensepsis.

Wallach, etwa 5—6 Jahre, Warmblut, Nährzustand gut.

Aufnahmebefund: Seit einigen Tagen krank, frißt schlecht, zeigt Mattigkeit, Conj. höher gerötet, geschwollen. Therapie: Am 8. VIII. 1931 Neosalvarsan 4,5 i.v.; am 9.VIII. Sal Carol. fact. Hexamethylentetramin 40,0/300,0 i.v.; ab 10. VIII. täglich Introcid 10,0 i.v.

1. Mess. 18. VIII. 1931, 11 Uhr: T. 39,9°, P. 100 mkr. glm. rglm. Atm. 24 cost.-abd. App. schlecht. Ma./Mi. 117/33. Ampl. 84. Anakroter Teil 117—88 kurz, katakroter 88—33 lang. Therapie: H.V.U.A.-Druserum 300,0 i.v. Drusevaccine 10,0 s.c.

2. Mess. 18. VIII. 1931, 16 Uhr 30 Min.: T. 39,0°, P. 84 kräftig, glm. rglm. Atm. 22 cost.-abd. App. schlecht. Ma./Mi. 137/36. Ampl. 101. Anakroter Teil 137—90 kurz, katakroter 90—36 lang. Therapie: H.V.U.A.-Druserum 200,0 i.v. Coffein. natriosalicylic. 5,0/15,0 s.c.

3. Mess. 19. VIII. 1931, 11 Uhr: T. 40,6°, P. 102 kräftig, glm. rglm. Atm. 26 abd.-cost. App. schlecht. Ma./Mi. 127/24. Ampl. 103. Anakroter Teil 127—82 kurz, katakroter 82—24 lang.

4. Mess. 19. VIII. 1931, 16 Uhr 30 Min.: T. 39,9°, P. 118 schwach, kaum fühlbar. Atm. 30 abd.-cost. App. schlecht. Keine Kurve erhalten.

Ma.-Mi.-Ampl.-Durchschnittswerte: 127, 31, 96.

Am 19. VIII. 1931 20 Uhr gestorben.

Sektionsbefund: Absceß am rechten Leberlappen, in dem sich 2 Stallbesenborsten fanden. Bakteriologische Untersuchung: Kulturell und serologisch Bact. enteritidis Gaertner in Milz und Leber festgestellt. Todesursache: Herzlähmung infolge chronischer Sepsis.

Ergebnisse: Bei Streptokokkenerkrankungen ist eine auffallende Erhöhung des Maximums und eine starke Vergrößerung der Amplitude (bis 103) festzustellen, was sich bei den Drusefällen und bei den chirurgischen Patienten auch deutlich zu erkennen gibt. Aufallend ist bei diesem Patienten der stets kurze, anakrote Abschnitt des Kurvenbildes, der das schlechte Befinden des Patienten trotz der Fieberschwankungen immer genau anzeigt.

XIII. Morbus maculosus.

Wallach, etwa 6 Jahre, Kaltblut, Nährzustand gut.

Aufnahmebefund: Schwellung am Kopf und an den Beinen, Petechien auf den Conjunctiven und den Nasenschleimhäuten, Nasenausfluß blutig, eitrig.

1. Mess. 25. III. 1931, 11 Uhr: T. 40,1°, P. 66 mittelschwach, glm. rglm. Atm. 10 cost.-abd. App. mäßig. Ma./Mi. 140/105. Ampl. 35. Anakroter Teil 140—129 kurz, katakroter 129—105 lang. Therapie: H.V.U.A.-Druseserum 300,0 i.v.

2. Mess. 25. III. 1931, 16 Uhr 30 Min.: T. 40,5°, P. 60 schwach, glm. rglm. Atm. 16 cost.-abd. schnarchend. App. mäßig. Ma./Mi. 143/104. Ampl. 39. Anakroter Teil 143—132 kurz, katakroter 132—104 lang.

3. Mess. 26. III. 1931, 11 Uhr: T. 40,1°, P. 60 schwach, glm. rglm. Atm. 18 cost.-abd. App. mäßig. Ma./Mi. 138/93. Ampl. 45. Anakroter Teil 138—115 kurz, katakroter 115—93 lang. Befund: Nilpferdkopf, Schwellung an der Brust größer, Atmung schnarchend. Therapie: Sauerstoff s.c. H.V.U.A.-Druseserum 300,0 i.v. Ephedralin 6,0 s.c.

4. Mess. 27. III. 1931, 11 Uhr: T. 40,9°, P. 96 sehr schwach, glm. rglm. Atm. 48 cost.-abd. kurz. App. schlecht. Keine Kurve erhalten. Therapie: Cardiazol 10,0.

Ma.-Mi.-Ampl.-Durchschnittswerte: 140, 100, 40.

Am 27. III. 1931 16 Uhr gestorben.

Ergebnisse: Auffallend ist der hohe Maximaldruck bis 143 mm Hg; noch stärker ist der Minimaldruck erhöht, der sich zwischen 93 und 105 mm Hg bewegt. Normal ist dagegen der Amplitudenwert. Bei allen drei Messungen ist der anakrote Abschnitt der Kurve kurz, der auf das schlechte Befinden des Patienten deutlich hinweist.

XIV. Carcinomatose.

Stute, etwa 9—10 Jahre, Kaltblut, Nährzustand mäßig.

Aufnahmebefund: Frißt seit einigen Tagen nicht mehr, Conj. schmutzigrosa, gequollen, Perkussion: rechts handhohe, links $1/2$ handhohe Dämpfung. Auskultation: verschärft vesiculäres Atmen.

1. Mess. 27. I. 1931, 16 Uhr 30 Min.: T. 39,3°, P. 60 mkr. glm. rglm. Atm. 20 cost.-abd. App. schlecht. Ma./Mi. 115/45. Ampl. 70. Anakroter Teil 115—91 kurz, katakroter 91—45 lang. Therapie: Prießnitz-Umschlag.

2. Mess. 28. I. 1931, 16 Uhr 30 Min.: T. 39,8°, P. 72 mkr. glm. rglm. Atm. 18 abd.-cost. App. schlecht. Ma./Mi. 123/45. Ampl. 78. Anakroter Teil 123—88 kürzer als der katakrote 88—45. Therapie: Neosalvarsan 4,5 i.v.

3. Mess. 29. I. 1931, 16 Uhr 30 Min.: T. 40,0°, P. 70 mkr. glm. rglm. Atm. 36 abd.-cost. App. schlecht. Ma./Mi. 125/44. Ampl. 81. Anakroter Teil 125—90 kürzer als der katakrote 90—44.

4. Mess. 30. I. 1931, 11 Uhr: T. 39,2°, P. 68 mkr. glm. rglm. Atm. 24 cost.-abd. App. schlecht. Ma./Mi. 117/48. Ampl. 69. Anakroter Teil 117—85 kurz, katakroter 85—48 lang. Rectalbefund: Obstipatio coli. Therapie: Natr. sulfuric. 200,0. Extr. Aloes 20,0. Wasser 2000,0. Tuberkulinprobe negativ.

5. Mess. 30. I. 1931, 16 Uhr 30 Min.: T. 39,5°, P. 70 mkr. glm. rglm. Atm. 26 cost.-abd. App. schlecht. Ma./Mi. 114/39. Ampl. 75. Anakroter Teil 114—90 kurz, katakroter 90—39 lang.

6. Mess. 31. I. 1931, 11 Uhr: T. 39,5°, P. 60 mkr. glm. rglm. Atm. 18 cost.-abd. App. etwas besser. Ma./Mi. 96/48. Ampl. 48. Anakroter Teil 96—76 kürzer als der katakrote 76—48. Tuberkulinkontrollprobe negativ. Pulmon.: rechts lauter Schall, links handflächengroße Dämpfung hinter der Herzhöhe.

7. Mess. 2. II. 1931, 11 Uhr: T. 38,7°, P. 66 mkr. glm. rglm. Atm. 16 cost.-abd. App. schlecht. Ma./Mi. 106/35. Ampl. 71. Anakroter Teil 106—84 kurz, katakroter 84—35 lang. Faeces dünnflüssig, übelriechend.

8. Mess. 2. II. 1931, 16 Uhr 30 Min.: T. 39,3°, P. 66 mkr. glm. rglm. Atm. 16 cost.-abd. App. schlecht. Ma./Mi. 118/43. Ampl. 75. Anakroter Teil 118—85 kurz, katakroter Teil 85—43 lang.

9. Mess. 3. II. 1931, 11 Uhr: T. 39,0°, P. 66 mkr. glm. rglm. Atm. 24 cost.-abd. App. schlecht. Ma./Mi. 103/42. Ampl. 61. Anakroter Teil 103—80 kurz, katakroter 80—42 lang.

10. Mess. 6. II. 1931, 11 Uhr: T. 40,0°, P. 76 mkr. glm. rglm. Atm. 24 cost.-abd. App. schlecht. Ma./Mi. 115/57. Ampl. 48. Anakroter Teil 115—102 kurz, katakroter 102—57 lang.

Ma.-Mi.-Ampl.-Durchschnittswerte: 113, 44, 69.

Am 6. II. 1931 12 Uhr in der Klinik erschossen.

Die Sektion ergab ein Carcinoma solidum in der Blase mit Durchbruch in die Bauchhöhle und Metastasenbildung am Bauchfell.

Ergebnisse: Sehr variabel sind die Maximalwerte (96—125) und die Amplitudenwerte (48—81). Normal hält sich stets der Minimumwert. Bei allen Messungen ist der anakrote Abschnitt der Kurve kurz.

XV. Indigestion.

Stute, etwa 9—10 Jahre, Kaltblut, Nährzustand gut.

Aufnahmebefund: Frißt seit gestern nicht, fiebert.

1. Mess. 2. II. 1931, 11 Uhr: T. 39,4°, P. 42 mkr. glm. rglm. Atm. 18 cost.-abd. App. schlecht. Ma./Mi. 132/47. Ampl. 85. Anakroter Teil 132—81 lang, katakroter 81—47 kurz.

2. Mess. 2. II. 1931, 16 Uhr 30 Min.: T. 38,3°, P. 44 mkr. glm. rglm. Atm. 18 cost.-abd. App. mäßig. Ma./Mi. 150/69. Ampl. 81. Anakroter Teil 150—101 lang, katakroter 101—69 kurz.

Ma.-Mi.-Ampl.-Durchschnittswerte: 141, 58, 83.

Am 6. II. 1931 geheilt entlassen.

XVI. Rauchgasvergiftung. (Abb. 4, 1—8).

Stute, etwa 12 Jahre, Warmblut, Nährzustand gut.

Therapie: Ephedralin 6,0 s.c. Atropin 0,025/5 s.c. und Sauerstoff s.c.

1. Mess. 28. IX. 1930, 16 Uhr 30 Min: T. 39,2°, P. 56 mittelschwach, unglm. unrglm. Atm. 24 cost.-abd. angestrengt. Ma./Mi. 105/55. Ampl. 50. Die Kurve zeigt unregelmäßig hohe Zacken. Die höchsten Oszillationen liegen gleich am Beginn der Kurve im kurzen anakroten Abschnitt, der von 105—90 reicht. Der katakrote Abschnitt ist lang und geht von 90—55. Befinden schlecht.

2. Mess. 29. IX. 1930, 11 Uhr: T. 38,4°, P. 66 mittelschwach, unglm. rglm. Atm. 32 abd.-cost. App. mäßig. Ma./Mi. 94/42. Ampl. 52. Die Zacken sind

Über den Blutdruck bei über 39 Grad Celsius fiebernden Pferden. 37

noch unregelmäßig hoch. Die höchsten Oszillationen liegen stufenförmig ansteigend im kurzen anakroten Abschnitt, der bis 73 reicht. Der katakrote Abschnitt ist lang. Befinden schlecht.

3. Mess. 29. IX. 1930, 16 Uhr 30 Min.: T. 38,8°, P. 60 mkr. glm. rglm. Atm. 24 cost.-abd. App. mäßig. Ma./Mi. 99/45. Ampl. 54. Die höchsten Ausschläge liegen im kurzen bis 80 reichenden anakroten Abschnitt. Der katakrote Abschnitt ist noch lang. Befinden noch schlecht.

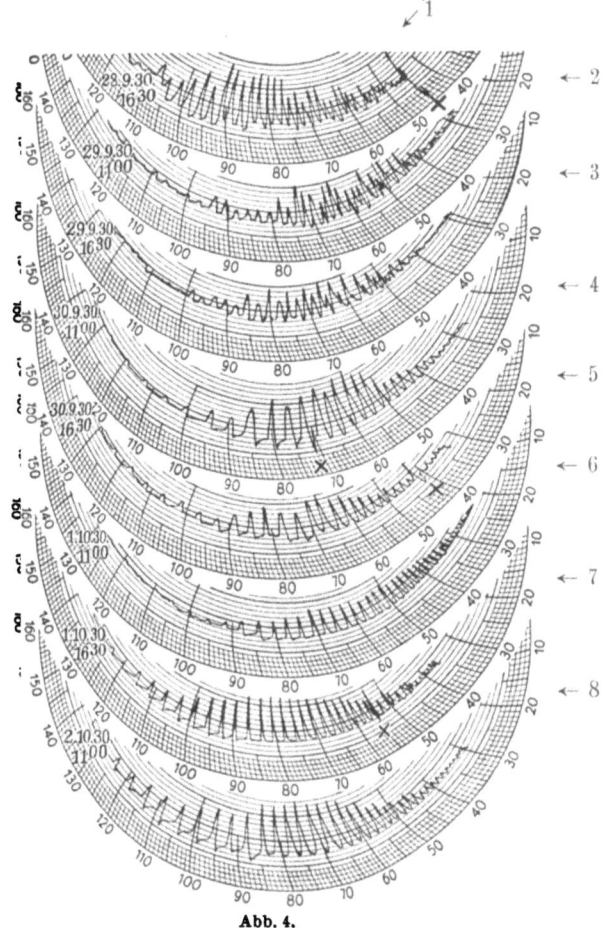

Abb. 4.

4. Mess. 30. IX. 1930, 11 Uhr: T. 38,5°, P. 60 mkr. glm. rglm. Atm. 24 cost.-abd. App. ziemlich gut. Ma./Mi. 95/41. Ampl. 54. Die Zacken der Kurve sind regelmäßiger. Der anakrote Abschnitt (bis 63) ist länger geworden. In der Mitte der Kurve sind die Ausschläge gleich hoch. Der katakrote Abschnitt ist kürzer geworden. Im Befinden ist leichte Besserung eingetreten.

5. Mess. 30. IX. 1930, 16 Uhr 30 Min.: T. 38,5°, P. 54 mkr. glm. rglm. Atm. 22 cost.-abd. App. mittel bis gut. Ma./Mi. 91/46. Ampl. 45. Der Verlauf der Kurve

ist regelmäßig. Der längere anakrote Abschnitt reicht bis 65. Der katakrote Abschnitt ist kürzer (65—41). Befinden weiterhin gebessert.

6. Mess. 1. X. 1930, 11 Uhr: T. 37,8°, P. 48 mkr. glm. rglm. Atm. 22 cost.-abd. App. gut. Ma./Mi. 88/34. Ampl. 54. Die höchsten Oszillationen sind in der Mitte der Kurve. Der anakrote und katakrote Abschnitt sind gleich lang. Im anakroten Abschnitt steigen die Zacken allmählich, gleichmäßig an und fallen im katakroten steil und stufenförmig ab. Befinden ziemlich gut.

7. Mess. 1. X. 1930, 16 Uhr 30 Min.: T. 38,0°, P. 50 mkr. glm. rglm. Atm. 20 cost.-abd. App. gut. Ma./Mi. 115/50. Ampl. 65. Die Ausschläge sind gleichmäßig und regelmäßig. Die höchsten Oszillationen liegen in der Mitte. Der anakrote Abschnitt ist gleich dem katakroten.

8. Mess. 2. X. 1930, 11 Uhr: T. 37,8°, P. 52 mkr. glm. rglm. Atm. 18 cost.-abd. App. gut. Ma./Mi. 119/45. Ampl. 74. Die Zacken sind gleichmäßig und regelmäßig. Die höchsten Oszillationen sind bei 73. Der anakrote Abschnitt ist lang; der katakrote ist kürzer geworden. Die Zacken steigen allmählich und gleichmäßig bis zu den höchsten Oszillationen an und fallen dann im katakroten Abschnitt stufenförmig ab. Es ist also eine Verschiebung der höchsten Oszillationen nach dem katakroten Teil hin erfolgt. Der Patient wurde einige Tage später geheilt aus der Klinik entlassen.

Gonitis, Gonotrochlitis, Pharyngitis mit Lungenbluten.

Wallach, etwa 12 Jahre, Kaltblut, Nährzustand mäßig.

Aufnahmebefund: Kann seit etwa 3 Wochen nicht abschlucken, blutiger Schleim am Maul, kötet an beiden Hinterbeinen über.

1. Mess. 19. I. 1931, 16 Uhr 30 Min.: T. 40,2°, P. 98 mkr. unglm. unrglm. Atm. 14 cost.-abd. App. schlecht. Ma./Mi. 154/72. Ampl. 82. Anakroter Teil 154—123 kurz, katakroter 123—72 lang. Therapie: Adrenalin 1 : 1000 5,0 s.c.

2. Mess. 20. I. 1931, 16 Uhr 30 Min.: T. 40,5°, P. 96 kräftig, unglm. unrglm. Atm. 12 cost.-abd. App. schlecht. Ma./Mi. 154/82. Ampl. 72. Anakroter Teil 154—123 kurz, katakroter 123—82 lang. Therapie: Adrenalin 1 : 1000 5,0 s.c.

3. Mess. 21. I. 1931, 11 Uhr: T. 38,2°, P. 64 mkr. glm. rglm. Atm. 12 cost.-abd. App. schlecht. Ma./Mi. 122/68. Ampl. 54. Anakroter Teil 122—98 kürzer als der katakrote 98—68.

Ma.-Mi.-Ampl.-Durchschnittswerte: 143, 74, 69.

Am 21. I. 1931 zur Schlachtung entlassen.

Ergebnisse: Stark erhöht sind: Maximumwert bis 154, Minimumwert bis 82, Amplitudenwert bis 82 mm Hg. Regelmäßig ist der anakrote Abschnitt kurz.

XVII. Rehe.

Stute, etwa 12 Jahre, Kaltblut, Nährzustand gut.

Aufnahmebefund: Tappender Gang, Krone der Vorderbeine vermehrt warm, klopfende Pulsation der Metakarpalarterien.

1. Mess. 10. II. 1931, 11 Uhr: T. 39,4°, P. 52 mkr. glm. rglm. Atm. 12 cost.-abd. App. schlecht. Ma./Mi. 141/45. Ampl. 96. Anakroter Teil 141—100 kurz, katakroter 100—45 lang. Therapie: Aderlaß 8 l, Ephedralin 6,0 s.c.

2. Mess. 11. II. 1931, 11 Uhr: T. 37,6°, P. 46 mkr. glm. rglm. Atm. 10 cost. abd. App. mäßig. Ma./Mi. 92/39. Ampl. 53. Anakroter Teil 92—61 lang, katakroter 61—39 kurz.

Über den Blutdruck bei über 39 Grad Celsius fiebernden Pferden.

3. Mess. 12. II. 1931, 11 Uhr: T. 37,4°, P. 40 mkr. glim. rglm. Atm. 10 cost.-abd. App. gut. Ma./Mi. 98/42. Ampl. 56. Anakroter Teil 92—68 lang, katakroter 68—42 kurz.
Ma.-Mi.-Ampl.-Durchschnittswerte: 110, 42, 68.
Am 26. II. 1931 geheilt entlassen.

Ergebnisse: Bei der ersten Messung war der Maximumdruck auf 141 erhöht; die Amplitude betrug 96 mm Hg. Nach der Behandlung gegen beide Werte bis zur Norm zurück. Die Verlängerung des anfangs kurzen, anakroten Abschnittes weist auf die eintretende Besserung hin.

XVIII. Chirurgische Fälle.

1. Widerristfistel.

Stute, etwa 6 Jahre, Warmblut, Nährzustand gut.
Aufnahmebefund: Am 29. IX. 1930 mit Verdickung am Widerrist eingestellt. Am 30. IX. 1930 operiert.
1. Mess. 14. X. 1930, 11 Uhr: T. 39,2°, P. 56 mkr. glm. rglm. Atm. 10 cost.-abd. App. gut. Ma./Mi. 155/79. Ampl. 76. Anakroter Teil 155—117 gleich dem katakroten 117—79.
2. Mess. 14. X. 1930, 16 Uhr 30 Min.: T. 38,8°, P. 54 mkr. glm. rglm. Atm. 10 cost.-abd. App. gut. Ma./Mi. 158/72. Ampl. 86. Anakroter Teil 158—116 gleich dem katakroten 116—72.
3. Mess. 15. X. 1930, 11 Uhr: T. 37,6°, P. 48 mkr. glm. rglm. Atm. 10 cost.-abd. App. gut. Ma./Mi. 128/66. Ampl. 62. Anakroter Teil 128—96 gleich dem katakroten 96—66.
Ma.-Mi.-Ampl.-Durchschnittswerte: 147, 72, 75.
Am 23. XII. 1930 geheilt entlassen.

Ergebnisse: Wie schon bei den früher aufgeführten Krankheiten, die mit Eiterbildung auftreten, sind auch hier die Werte für das Maximum, das Minimum und die Amplitude stark erhöht und gehen bei eintretender Besserung allmählich auf die Norm zurück.

2. Tendovaginitis suppurativa.

Stute, etwa 9 Jahre, Kaltblut, Nährzustand gut.
Aufnahmebefund: Seit 14 Tagen hinten rechts lahm. Am 3. I. 1931 Burow-Verband, Punktion am rechten Sprunggelenk.
1. Mess. 8. I. 1931, 16 Uhr 30 Min.: T. 39,1°, P. 60 mkr. glm. rglm. Atm. 16 cost.-abd. App. gut. Ma./Mi. 128/92. Ampl. 36. Anakroter Teil 128—110 gleich dem katakroten 110—92.
2. Mess. 9. I. 1931, 16 Uhr 30 Min.: T. 38,6°, P. 54 mkr. glm. rglm. Atm. 14 cost.-abd. App. gut. Ma./Mi. 128/78. Ampl. 50. Anakroter Teil 128—104 kürzer als der katakrote 104—78.
3. Mess. 10. I. 1931, 11 Uhr: T. 38,9°, P. 48 mkr. glm. rglm. Atm. 14 cost.-abd. App. gut. Ma./Mi. 121/88. Ampl. 33. Anakroter Teil 121—107 kurz, katakroter 107—88 lang.
Ma.-Mi.-Ampl.-Durchschnittswerte: 126, 89, 37.
Am 12. I. 1931 zur Schlachtung entlassen.

Ergebnisse: Erhöht sind die Maximal- und Minimalwerte; fast normal sind die Amplitudenwerte. Auffallend weist die Verkürzung des anakroten Teiles der Kurve auf eine Verschlechterung im Befinden des Patienten hin. Bei der ersten Messung beträgt der anakrote Teil 18 mm Hg, bei der zweiten — die Temperatur ist auf 38,6 zurückgegangen — 24 mm Hg, während bei der dritten Messung das Fieber nur auf 38,9 gestiegen ist, beträgt der Wert des anakroten Abschnittes nur noch 14 mm Hg.

3. Tendovaginitis suppurativa.

Stute, etwa 15 Jahre, Kaltblut, Nährzustand gut.

Aufnahmebefund: Über Nacht lahm geworden, allmählich stärker lahm. Am 20. X. 1930 Verband hinten rechts mit Burowscher Mischung.

1. Mess. 21. X. 1930, 16 Uhr 30 Min.: T. 39,5°, P. 60 mkr. glm. rglm. Atm. 16 cost.-abd. App. gut. Ma./Mi. 154/80. Ampl. 74. Anakroter Teil 154—120 kurz, katakroter 120—80 lang.

2. Mess. 22. X. 1930, 11 Uhr: T. 38,8°, P. 60 mkr. glm. rglm. Atm. 14 cost.-abd. App. gut. Ma./Mi. 146/73. Ampl. 73. Anakroter Teil 146—112 kürzer als der katakrote 112—73.

3. Mess. 22. X. 1930, 16 Uhr 30 Min.: T. 39,4°, P. 56 mkr. glm. rglm. Atm. 14 cost.-abd. App. gut. Ma./Mi. 163/85. Ampl. 78. Anakroter Teil 163—131 kurz, katakroter 131—85 lang.

4. Mess. 13. X. 1930, 11 Uhr: T. 39,2°, P. 56 mkr. glm. rglm. Atm. 12 cost.-abd. App. gut. Ma./Mi. 138/84. Ampl. 54. Anakroter Teil 138—114 kurz, katakroter 114—84 lang. Therapie: 12 Uhr Operation.

5. Mess. 23. X. 1930, 16 Uhr 30 Min.: T. 40,0°, P. 54 mkr. glm. rglm. Atm. 18 cost.-abd. App. gut. Ma./Mi. 174/81. Ampl. 93. Anakroter Teil 174—125 länger als der katakrote 125—81.

6. Mess. 24. X. 1930, 11 Uhr: T. 38,7°, P. 58 mkr. glm. rglm. Atm. 16 cost.-abd. App. gut. Ma./Mi. 164/77. Ampl. 87. Anakroter Teil 164—116 länger als der katakrote 116—77.

7. Mess. 24. X. 1930, 16 Uhr 30 Min.: T. 39,2°, P. 54 mkr. glm. rglm. Atm. 16 cost.-abd. App. gut. Ma./Mi. 156/71. Ampl. 85. Anakroter Teil 156—120 kürzer als der katakrote 120—71.

8. Mess. 25. X. 1930, 11 Uhr: T. 39,0°, P. 60 mkr. glm. rglm. Atm. 14 cost.-abd. App. gut. Ma./Mi. 165/74. Ampl. 91. Anakroter Teil 165—121 kürzer als der katakrote 121—74.

9. Mess. 25. X. 1930, 16 Uhr 30 Min.: T. 39,2°, P. 54 mkr. glm. rglm. Atm. 14 cost.-abd. App. gut. Ma./Mi. 143/65. Ampl. 78. Anakroter Teil 143—102 gleich dem katakroten 102—65.

Ma.-Mi.-Ampl.-Durchschnittswerte: 155, 76, 79.

Am 26. X. 1930 gebessert entlassen.

Ergebnisse: Wie bei vorher auch durch Streptokokkeninfektion verursachten Erkrankungen fällt hier ebenfalls die erhebliche Erhöhung der Blutdruckwerte auf. Das Verhältnis des anakroten zum katakroten Teil der Kurve ermöglicht auch hier einen Rückschluß auf den **Krankheitszustand** des Patienten zu ziehen.

4. Pododermatitis suppurativa.

Wallach, etwa 9 Jahre, Kaltblut, Nährzustand mäßig.

Aufnahmebefund: Seit 3 Tagen hinten rechts nach Beschlag lahm. Am 7. XI. 1930 operiert, Sohlenhorn entfernt, Rivanolverband.

1. Mess. 12. XI. 1930, 16 Uhr 30 Min.: T. 39,6°, P. 66 mkr. glm. rglm. Atm. 14 cost.-abd. App. mäßig. Ma./Mi. 150/66. Ampl. 84. Anakroter Teil 150—104 fast gleich dem katakroten 104—66.

2. Mess. 13. XI. 1930, 16 Uhr 30 Min.: T. 39,7°, P. 66 mkr. glm. rglm. Atm. 16 cost.-abd. App. mäßig. Ma./Mi. 147/83. Ampl. 64. Anakroter Teil 147—125 kurz, katakroter 125—83 lang. Am 14. XI. Sehnenscheide vorn links gespalten, Gegenöffnung, Drain, Verband.

3. Mess. 15. XI. 1930, 11 Uhr: T. 39,2°, P. 60 mkr. glm. rglm. Atm. 16 cost.-abd. App. mäßig. Ma./Mi. 134/51. Ampl. 83. Anakroter Teil 134—101 kurz, katakroter 101—51 lang.

4. Mess. 15. XI. 1930, 16 Uhr 30 Min.: T. 40,1°, P. 72 mkr. glm. rglm. Atm. 20 cost.-abd. App. mäßig. Ma./Mi. 131/56. Ampl. 75. Anakroter Teil 131—100 kurz, katakroter 100—56 lang.

5. Mess. 16. XI. 1930, 11 Uhr: T. 38,9°, P. 64 mkr. glm. rglm. Atm. 20 cost.-abd. App. mäßig. Ma./Mi. 125/53. Ampl. 72. Anakroter Teil 125—104 kurz, katakroter 104—53 lang.

6. Mess. 16. XI. 1930, 16 Uhr 30 Min.: T. 39,8°, P. 64 mkr. glm. rglm. Atm. 18 cost.-abd. App. mäßig. Ma./Mi. 105/57. Ampl. 48. Anakroter Teil 105—84 kurz, katakroter 84—57 lang.

7. Mess. 18. XI. 1930, 11 Uhr: T. 39,4°, P. 60 mkr. glm. rglm. Atm. 18 cost.-abd. App. besser. Ma./Mi. 116/57. Ampl. 59. Anakroter Teil 116—95 kurz, katakroter 95—57 lang.

8. Mess. 18. XI. 1930, 16 Uhr 30 Min.: T. 39,4°, P. 68 mkr. glm. rglm. Atm. 26 cost.-abd. App. besser. Ma./Mi. 108/47. Ampl. 61. Anakroter Teil 108—77, gleich dem katakroten 77—47.

9. Mess. 19. XI. 1930, 11 Uhr: T. 39,4°, P. 60 mkr. glm. rglm. Atm. 24 cost.-abd. App. mäßig. Ma./Mi. 116/55. Ampl. 61. Anakroter Teil 116—90 kurz, katakroter 90—55 lang.

10. Mess. 20. XI. 1930, 16 Uhr 30 Min.: T. 39,2°, P. 60 mkr. glm. rglm. Atm. 20 cost.-abd. App. mäßig. Ma./Mi. 120/63. Ampl. 57. Anakroter Teil 120—94 kurz, katakroter 94—63 lang.

11. Mess. 21. XI. 1930, 16 Uhr 30 Min.: T. 40,1°, P. 60 mkr. glm. rglm. Atm. 24 cost.-abd. App. mäßig. Ma./Mi 110/47. Ampl. 53. Anakroter Teil 110—86 kurz, katakroter 86—47 lang.

Ma.-Mi.-Ampl.-Durchschnittswerte: 123, 57, 66.

Am 24. XI. 1930 zur Schlachtung entlassen.

5. Pododermatitis gangraenosa.

Wallach, etwa 7 Jahre, Kaltblut, Nährzustand gut.

Aufnahmebefund: Seit 10. XI. hinten links lahm, am 14. XI. diagnostische Injektion an den Nervi plantares hinten links; Creolinverband.

1. Mess. 15. XI. 1930, 11 Uhr: T. 41,0°, P. 56 mkr. glm. rglm. Atm. 24 cost.-abd. App. schlecht. Ma./Mi. 161/88. Ampl. 73. Anakroter Teil 161—126 kurz, katakroter 126—88 lang.

2. Mess. 15. XI. 1930, 16 Uhr 30 Min.: T. 41,2°, P. 68 mkr. glm. rglm. Atm. 32 cost.-abd. App. schlecht. Ma./Mi. 160/96. Ampl. 64. Anakroter Teil 160—130 kurz, katakroter 130—96 lang.

3. Mess. 16. XI. 1930, 16 Uhr 30 Min.: T. 39,6°, P. 56 mkr. glm. rglm. Atm. 20 cost.-abd. App. schlecht. Ma./Mi. 149/101. Ampl. 48. Anakroter Teil 149—126 fast gleich dem katakroten 126—101.

4. Mess. 16. XI. 1930, 16 Uhr 30 Min.: T. 39,9°, P. 56 mkr. glm. rglm. Atm. 16 cost.-abd. App. schlecht. Ma./Mi. 147/98. Ampl. 49. Anakroter Teil 147—124, fast gleich dem katakroten 124—98.

5. Mess. 17. XI. 1930, 11 Uhr: T. 39,7°, P. 56 mkr. glm. rglm. Atm. 16 cost.-abd. App. schlecht. Ma./Mi. 160/106. Ampl. 54. Anakroter Teil 160—131 fast gleich dem katakroten 131—106.

6. Mess. 18. XI. 1930, 11 Uhr: T. 39,7°, P. 54 mkr. glm. rglm. Atm. 20 cost.-abd. App. schlecht. Ma./Mi. 150/98. Ampl. 52. Anakroter Teil 150—121, länger als der katakrote 121—98.

7. Mess. 19. XI. 1930, 11 Uhr: T. 39,0°, P. 54 mkr. glm. rglm. Atm. 18 cost.-abd. App. mäßig. Ma./Mi. 159/97. Ampl. 62. Anakroter Teil 159—134, kürzer als der katakrote 134—97.

8. Mess. 20. XI. 1930, 16 Uhr 30 Min.: T. 39,2°, P. 56 mkr. glm. rglm. Atm. 18 cost.-abd. App. schlecht. Ma./Mi. 194/113. Ampl. 81. Anakroter Teil 194—173 kurz, katakroter 173—113 lang.

9. Mess. 21. XI. 1930, 16 Uhr 30 Min.: T. 39,6°, P. 56 mkr. glm. rglm. Atm. 22 cost.-abd. App. schlecht. Ma./Mi. 159/103. Ampl. 56. Anakroter Teil 159—144 kurz, katakroter 144—103 lang.

Ma.-Mi.-Ampl.-Durchschnittswerte: 159, 98, 61.

Am 23. XI. 1930 zur Schlachtung entlassen.

Ergebnisse: Großen Schwankungen unterliegen die Blutdruckwerte: Das Maximum zwischen 147—194, das Minimum zwischen 88—113, die Amplitude zwischen 48 und 81 mm Hg. Es bestätigen sich hier die Angaben, die ich schon bei den anderen durch Streptokokken verursachten Erkrankungen gemacht habe: Hohe Maximum- und Minimumwerte und große Amplitude. Das schlechte Befinden zeigt auch hier wieder der kurze anakrote Abschnitt der Kurve an.

Zusammenfassung.

1. Auffällig und immer wiederkehrend wurde die Verschiebung der höchsten Oszillationen gefunden. Zu Beginn der Krankheit lagen die höchsten Oszillationen regelmäßig im kurzen anakroten Abschnitt der Kurve. Sprungartig stiegen die Zacken an und fielen dann nach dem Ende der Kurve ganz allmählich ab. Eintretende Besserung konnte durch das Abwandern der höchsten Oszillationen nach dem katakroten Abschnitt hin bei noch bestehendem Fieber und klinisch schlechtem Befund schon *meist einen Tag vorher* aus dem Kurvenbild erkannt werden, wenn im Vergleich zu früher aufgenommenen Kurven ein deutliches Verlängern des anakroten Abschnittes zu sehen war. Die Zacken des anakroten Teiles steigen dabei langsam und allmählich bis zu den höchsten Oszillationen an und fallen im gleich langen oder kurzen, **katakroten Abschnitte steil und stufenförmig ab.**

2. Diese Verschiebung der höchsten Ausschläge und die dadurch entstandene Verlängerung des anakroten und entsprechende Verkürzung des katakroten Teiles der Kurve kann nach vorliegenden Feststellungen als prognostisch günstig beurteilt werden.

3. Bei kurzdauernden fieberhaften Erkrankungen (Wundfieber) sowie Eiterungen ist der Maximaldruck gesteigert und der Minimaldruck gefallen. Der Amplitudenwert ist wesentlich vergrößert. Hielt sich dagegen das Fieber eine ganze Reihe von Tagen, so ging der anfangs erhöhte Maximaldruck fast bis zur Norm zurück, während der Minimaldruck auf Kosten des Amplitudenwertes anstieg. Verschiedene bis zur Genesung untersuchte Pferde zeigten in den letzten Tagen vor der Entlassung die normalen Blutdruckwerte.

4. Auf die Erhöhung des Blutdruckmaximums allein darf nicht der Hauptwert gelegt werden, weil man bei älteren Pferden vielleicht mit einer beginnenden Sklerose der Gefäße bzw. Unelastizität der Gefäße rechnen kann, die dann eine Erhöhung des Blutdruckes zur Folge haben würde, was ja für den Menschen allgemein angenommen wird.

5. Weiter ließen sich aus der Bildung, Form und Größe der Zacken ohne weiteres Pulsirregularitäten bezüglich der Zahl, Stärke und Art ablesen. Ein unruhiger, ungleichmäßiger, unregelmäßiger Puls zeigt eine Zackenbildung, wie sie in den ersten Kurven der Abb. 4 zur Ansicht gelangt.

6. Die graphische Methode gibt sichere Aufschlüsse, zumal häufig Störungen der Zirkulation nicht palpatorisch zu erfassen sein werden.

7. Die in der vorläufigen Mitteilung von *Rüscher* und *Sonntag* gemachten Ergebnisse konnten erhärtet werden.

8. In dem Fall der Intermittenz wurde im Verlauf der Krankheit beobachtet, daß sie sich hinsichtlich der Zahl und Häufigkeit der Pulse veränderte und daß die nach einem Ausfall erscheinende Zacke stets größer war als die darauffolgenden Zacken.

9. Neosalvarsan als solches scheint keine Druckänderung zu verursachen. Vielmehr ist die Drucksenkung wohl auf eine beginnende Heilphase zurückzuführen.

10. Die Auswertung der Pulskurven gibt die Möglichkeit, Rückschlüsse auf den Gesundheitszustand des Patienten zu ziehen.

Schrifttum.

[1] *Barath*, Zur Frage der Funktionsprüfung des Herzens durch Blutdruckkurven nach Arbeitsleistung. Münch. med. Wschr. **1930**, Nr 29, 1235. — [2] *Basch*, Über die Messung des Blutdrucks am Menschen. Z. klin. Med. **2**, 79—96 (1881). — [3] *Bing*, Über die Blutdruckmessung beim Menschen. Berl. klin. Wschr. **43**, Nr 52 (1906). — [4] *Bing*, Ein Apparat zur Messung des Blutdruckes beim Menschen. Berl. klin. Wschr. **44**, 690—692 (1907). — [5] *Bingel*, Blutdruckmessung beim Menschen. Dtsch. med. Wschr. **1907**, Nr 27, 1116. — [6] *Brenner*, Über klinische

Blutdruckmessung beim Rinde. Inaug.-Diss. Stuttgart 1912. — [7] *Brown, Georg*, Daily and monthly rhythm in the blood pressure of a man with hypertension. A three-year study. (Div. of Med., Mayo. Clin., Rochester.) Ann. int. Med. **3** (1930). — [8] *Dell' Acqua* (Bologna), Über den Einfluß der Körperlage und Nahrungsaufnahme auf den Blutdruck in den oberen und unteren Extremitäten. (III. Med. Abt., Allgem. Poliklinik Wien.) Z. Kreislaufforschg **22**, 425—435 (1930). — [9] *Ewald*, Zur Methodik der Blutdruckmessung am Menschen. Berl. klin. Wschr. **1910**, 1733—1735. — [10] *Federn*, Über einige Methoden der Blutdruckmessung und ihre Resultate. Wien. klin. Wschr. **1909**, Nr 6, 187—193. — [11] *Fellner* u. *Rudinger*, Blutdruckmessungen bei Tieren. Z. klin. Med. **1905**, 125—136. — [12] *Fontaine*, Die arterielle Blutdruckmessung beim Pferde. Inaug.-Diss. — Arch. f. Physiol. **1919**, 217. — [13] *Franken*, Zur Wirkung von Coffein, Cardiazol, Coramin und Ephetonin auf Atmung und Blutdruck. Klin. Wschr. **1930**, Nr 24. — [14] *Frey*, Eine einfache Methode, den Blutdruck am Menschen zu messen. Festschrift für Benno Schmidt-Leipzig. S. 79. — [15] *Geisböck*, Die Bedeutung der Blutdruckmessung für die Praxis. Arch. klin. Med. **83** (1905). — [16] *Gosmann*, Der v. Recklinghausensche Grypotonograph. Ein neues graphisches Verfahren der Blutdruckmessung. Verh. dtsch. Ges. inn. Med. **1930** (42. Kongr. Wiesbaden). — [17] *Gosmann*, Beurteilung der arteriosklerotischen (Starrheits-) Komponente bei den Blutdruckanomalien. Blutdruckmessungen mit dem neuen v. Recklinghausenschen Grypotonographen. Ver. dtsch. Ges. inn. Med. **1930** (42. Kongr.). — [18] *Götze*, Über indirekte Blutdruckmessung an Haustieren, insbesondere an Rindern. Berl. tierärztl. Wschr. **36**, 307. — [19] *Götze*, Oszillatorische Blutdruckmessungen an gesunden und an Osteomalacie leidenden Pferden. Inaug.-Diss. Leipzig-Dresden 1916. — [20] *Hering*, Die Abhängigkeit der therapeutischen Digitalisbradykardie von den Blutdruckzüglern und vom Blutdruck. Verh. dtsch. Ge. inn. Med. **1930** (42. Kongr. Wiesbaden). — [21] *Hornung* u. *Torgut*, Blutdruckmessungen bei kranken Pferden mit dem Tonoszillograph nach Plesch. Arch. Tierheilk. **61**, H. 2. — [22] *Kiesel*, Über ein einfaches Verfahren der unblutigen Blutdruckmessung. Arch. Tierheilk. **56**, H. 4 (1927). — [23] *Kroetz*, Kreislaufkorrelationen beim arteriellen Hochdruck. Verh. dtsch. Ges. inn. Med. **1930** (42. Kongr.). — [24] *Kroetz*, Formen der Kreislaufschwäche. Klin. Wschr. **9**, Nr 51 (1930). — [25] *Lambert*, Blutdruck bei Pneumonie. Dtsch. med. Wschr. **1912**, Nr 138. — [26] *Landois-Rosemann*, Lehrbuch der Physiologie des Menschen. 19. Aufl. Berlin 1929. — [27] *Lewy*, Theoretische Betrachtungen zur Lehre von der Hypertonie und Arteriosklerose. Z. klin. Med. **113**, 479 (1930). — [28] *Loewenstein*, Über die Beeinflussung des erhöhten Blutdrucks durch Calcium (Allgem. Poliklinik Wien.) Klin. Wschr. **5**, Nr 9 (1926). — [29] *Martini*, Blutdruckamplitude und Elastizitätsmodul bei normalem Gefäßsystem und bei Arteriosklerose. Verh. dtsch. Ges. inn. Med. **1930** (42. Kongr.). — [30] *Martini* u. *Oppitz*, Untersuchungen über Blutdruck und Blutdruckamplitude. Arch. klin. Med. **166** (1930). — [31] *Mglej*, Der Blutdruck bei der Brustseuche des Pferdes. Arch. Tierheilk. **61**, H. 6 (1930). — [32] *Mglej*, Der Blutdruck bei der Blinddarmverstopfung der Pferde. Arch. Tierheilk. **62**, H. 3 (1930). — [33] *Mueller* and *Brown*, Homly rhythmus in blood pressure in persons with normal and elevated pressures. (Div. of Med., Mayo Clin., Rochester.) Ann. int. Med. **3**, 1190—1200 (1930). — [34] *Müssler*, Die Gesetze des Blutdruckablaufes. Verh. dtsch. Ges. Kreislaufforsch **1929**, 89—91. — [35] *Nyiredy*, Das Messen des Blutdruckes der Haustiere auf der Körperoberfläche. Inaug.-Diss. Budapest 1929. — [36] *Petroff*, Methodik und Ergebnisse der unblutigen Blutdruckmessung an Hunden. Pflügers Arch. **223**, 477—486 (1929). — [37] *Plesch*, Über einen neuen selbstregistrierenden Blutdruckapparat. Med. Klin. **24**, Nr 11 (1928). — [38] *Plesch*, Theorie der Entstehung und die praktische Deutung der Blutdruckkurve. Verh. dtsch. Ges. inn. Med. **1928** (40. Kongr.

Wiesbaden). — [39] *Plesch*, Tonoscillograph, ein Apparat zur klinischen Blutdruckbestimmung. Verh. dtsch. Ges. inn. Med. **1929**, 400—421 (41. Kongr.). — [40] *Plesch*, Studien über blutdruckregistrierende Apparate einschließlich des Tonoscillographen und über die Deutung der Blutdruckkurve. Z. exper. Med. **69**, H. 3 u. 4 (1930). — [41] *Plesch*, Tonoscillographische Blutdruckmessung und die Deutung der Blutdruckkurve. Handbuch der biologischen Arbeitsmethoden. Abt. V, Teil 8, H. 5 (1931). — [42] *Recklinghausen*, Unblutige Blutdruckmessung. Arch. f. exper. Path. **46** (1901); **55** (1906). — [43] *Recklinghausen*, Praktische Anleitung zu einer Messung des arteriellen Blutdrucks beim Menschen. Beih. Med. Klin. **1910**, H. 8. — [44] *Rosen*, Über die Verwendbarkeit des Baschschen Sphygmomanometers zu Blutdruckmessungen an Tieren. Inaug.-Diss. Dorpat 1891. — [45] *Rüscher*, Die Wirkung des Ephedralins auf den Blutdruck. Arch. Tierheilk. **61**, H. 6 (1930). — [46] *Rüscher* u. *Sonntag*, Über den Blutdruck bei über 39° fiebernden Pferden. Arch. Tierheilk. **62**, H. 5 (1930). — [47] *Schellong*, Erkrankung des Hypophysenvorderlappens mit eigenartiger Blutdrucksenkung. Verh. dtsch. Ges. inn. Med. **1930** (42. Kongr.). — [48] *Schmidt*, Über klinische Blutdruckmessungen beim Pferde. Inaug.-Diss. Stuttgart 1912. — [49] *Schmidtmann*, Cholesterin und Blutdruck. Zbl. Herzkrkh. **18**, Nr 1. — [50] *Späth*, Über klinische Blutdruckmessungen beim Hunde. Inaug.-Diss. Bern 1910. — [51] *Stillmark*, Ein neuer Blutdruckmesser. Berl. klin. Wschr. **44**, Nr 22 (1907). — [52] *Strauss*, Über die Wirkung der Ermüdung auf den normalen und gesteigerten Blutdruck. Z. physik. Ther. **39**, H. 4.

Lebenslauf.

Am 13. August 1906 wurde ich, Martin Oskar Sonntag, als dritter Sohn des Gutsbesitzers Arthur Sonntag und seiner Ehefrau Liska Sonntag, geb. Trebs, in Oberschwöditz ⟨Kreis Weißenfels⟩ geboren. Ich bin evangelischer Konfession. Von meinem sechsten Lebensjahre besuchte ich zunächst zwei Jahre die Dorfschule in Oberschwöditz. Danach ging ich zwei Jahre zur Mittelschule in Zeitz und trat 1917 in die Sexta des Staatl. Stiftsgymnasiums in Zeitz ein, wo ich im März 1926 das Abitur bestand. Ostern 1926 begann ich mein Studium an der Tierärztlichen Hochschule zu Berlin und legte am 25. November 1931 die letzte Prüfung des Staatsexamens ab. Die naturwissenschaftliche Prüfung habe ich im November 1928 an der Tierärztlichen Hochschule zu Berlin bestanden.

MIX
Papier aus verantwortungsvollen Quellen
Paper from responsible sources
FSC® C105338

If you have any concerns about our products,
you can contact us on
ProductSafety@springernature.com

In case Publisher is established outside the EU,
the EU authorized representative is:
**Springer Nature Customer Service Center GmbH
Europaplatz 3, 69115 Heidelberg, Germany**

Printed by Libri Plureos GmbH
in Hamburg, Germany